T0034443

Mar Gómez

Libérate de la
FIBROMIALGIA
y alivia el
dolor persistente

Pautas para recuperar la salud
y vivir con plenitud

Cuaderno de trabajo: Formación y ejercicios

MADRID - MÉXICO - BUENOS AIRES - SANTIAGO
2023

Libérate de la
FIBROMIALGIA
y alivia el
dolor persistente

Pautas para recuperar la salud
y vivir con plenitud

Mar Gómez

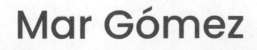

© 2023. Del texto, Mar Gómez Fuentes
© 2023. Del prólogo, Tona Codina i Farriol
© 2023. De esta edición, Editorial EDAF, S.L.U.

Diseño de la cubierta e ilustraciones de interior: Marta Elza
Maquetación y diseño de interior: Diseño y Control Gráfico, S.L.
Todos los derechos reservados.

Editorial Edaf, S.L.U.
Jorge Juan, 68,
28009 Madrid, España
Teléf.: (34) 91 435 82 60
www.edaf.net
edaf@edaf.net

Ediciones Algaba, S.A. de C.V.
Calle 21, Poniente 3323 - Entre la 33 sur y la 35 sur
Colonia Belisario Domínguez
Puebla 72180 México
Telf.: 52 22 22 11 13 87
jaime.breton@edaf.com.mx

Edaf del Plata, S.A.
Chile, 2222
1227 Buenos Aires (Argentina)
edafadmi@gmail.com

Edaf Chile, S.A.
Coyancura, 2270, oficina 914, Providencia
Santiago - Chile
comercialedafchile@edafchile.cl

Queda prohibida, salvo excepción prevista en la ley, cualquier forma de reproducción, distribución, comunicación pública y transformación de esta obra sin contar con la autorización de los titulares de la propiedad intelectual. La infracción de los derechos mencionados puede ser constitutiva de delito contra la propiedad intelectual (art. 270 y siguientes del Código Penal). El Centro Español de Derechos Reprográficos (CEDRO) vela por el respeto de los citados derechos.

Enero de 2023

ISBN: 978-84-414-4205-4
Depósito legal: M-27188-2022

Este libro está dedicado a aquellas personas inconformistas,
a las valientes que afrontan sin excusas y con responsabilidad,
a aquellas que saben que no hay mejora sin esfuerzo,
a las que desean vivir con propósito y coherencia,
a las que quieren aprender, mejorar y crecer,
a las que desean protagonizar su vida,
a las que toman el dolor como reto,
a las que miran hacia adelante,
a las que se atreven al cambio,
a las que conservan la esperanza,
a las que avanzan, para no retroceder,
a las que hacen, se equivocan y aprenden,
a ti, querida lectora, que has decidido leer este libro.

—Para ti, con todo cariño.

Índice

Agradecimientos

- A Andreu, mi pareja, amigo y compañero de vida, por tantos momentos felices, por tu humildad, apoyo y amor incondicional.

- A mi hija Mar, por sacar lo mejor de mí, por ser tan increíble, extraordinaria, bondadosa y por ser tú, mi felicidad.

- A mis padres y hermano, por estar a mi lado, por el amor recibido, apoyo y comprensión. Os llevo siempre en el corazón.

- A mi abuelita. Tú me enseñaste la otra cara del dolor. Sigo tu ejemplo de fuerza, actitud y espíritu de superación.

- A Masé Balaguer y a Carmen Ruiz, por abrirme vuestros corazones, por vuestra enorme generosidad y sincera amistad.

- A Logan Tamayo, por tu comprensión, empatía y tus sabios consejos y correcciones en este libro.

- A Tona Codina, por tenderme una mano sin conocerme e adentrarme en el complicado mundo del márquetin.

- A Laia Castillo. Me diste la oportunidad como mentora, crecimos, compartimos, superamos... Eres muy grande.

- A todas las personas que me han ayudado y asesorado en el proyecto Amunt! y en este libro.

- A ti, lector, que con tu interés das sentido a este libro y al proyecto que lo motiva. Gracias, de corazón.

Prólogo

Conocer a Mar ha sido impactante. Sucedió en el entorno del voluntariado, donde me ofrezco como mentora para hacer asesoramiento en *marketing* y comunicación publicitaria. En esta ocasión quien decidió en Autoempleo que haríamos «match» tuvo buen ojo: por la edad, por el entorno próximo... pero quien lo hizo no sabía que conectaríamos enseguida. Solo empezar el acompañamiento me atrajo la naturaleza de su proyecto «Amunt!» de ayuda a las personas que viven con fibromialgia. He visto desde muy cerca cómo una enfermedad en la que también se manifiesta el dolor te puede afectar; mi madre ha sufrido polimialgia durante años y para ella también ha sido un reto importante. Por eso, entender la fibromialgia, el mecanismo del dolor y guiarla ha sido también para mí una vivencia de aprendizaje.

Escribo este prólogo superhonrada por la petición de Mar. Pienso que este libro es una herramienta imprescindible para todo el mundo, porque habla desde la experiencia vivida. Sin recetas mágicas ni fórmulas infalibles, pero sí con una propuesta de contenido enriquecedor, útil y esencial. Desde quien se ha mirado el dolor de cara y lo ha abrazado con sabiduría. Desde quien lo ha vivido para sus adentros y no se ha conformado al vivir una vida llena de sufrimiento. Ha buscado e investigado. Ha probado técnicas, ha leído autores relevantes, se ha formado en varias disciplinas y ha crecido en el camino del autoconocimiento. Una consecuencia intrínseca, radical.

Mar ha transitado la fibromialgia desde el amor hacia ella misma y a su familia. Decidida a superarse. Con la perseverancia de quien sabe que lo puede conseguir, ha encontrado la manera de vivir la enfermedad ganando calidad de vida, reincorporando la armonía en su día a día. Para ella y para su entorno, encontrando nuevos límites y maneras de disfrutar de este regalo maravilloso que es la vida.

Por todo esto puedo decir que Mar es una ganadora a quien vale mucho la pena escuchar y leer. Tanto si tienes fibromialgia o dolor, como si tienes la suerte de que no te haya visitado. En *marketing* decimos que a raíz de la aparición de las redes sociales para crear comunidad y tener éxito, hay que «dar amor para recibir». Sin saberlo al inicio, esto es lo que Mar se ha propuesto y está haciendo: poner su experiencia y ejemplo a disposición de las personas para ayudarlas.

Este libro es una herramienta de cabecera para la buena vida válida para todo el mundo.

Gracias por tu aportación tan valiosa, Mar.

Adelante y siempre: Amunt!

Tona Codina i Farriol

CAPÍTULO 1

Presentación

La razón de este libro

Lamentablemente, el diagnóstico de fibromialgia no viene acompañado de un manual que la explique y que facilite los recursos para tratarla.

Mi intención en este libro es tenderte una mano amiga, acompañarte desde el principio, para explicarte esta enfermedad y que detrás de ese dolor crónico, mejor dicho, persistente, en nuestro cuerpo suceden cambios biológicos, químicos, neuronales, etc., que se traducen en alteraciones o síntomas, que, como bien habrás experimentado, afectan a tu capacidad física, cognitiva, emocional y que terminan extendiéndose a todas las esferas de la vida. Comprender esto ayuda a disipar dudas, miedos e inseguridades sobre la evolución de estas enfermedades, la aparición de otros síntomas y, como veremos, a ser más eficaz en la autogestión.

Pero para el abordaje eficaz hay que ir más allá. Por eso, en estas páginas encontrarás esa «otra parte» que no supe hallar en otros libros y cursos y que siempre me ha faltado, el cómo, los trucos, las instrucciones. Porque cuando la solución a nuestro dolor y enfermedad se reduce a simples consejos como el de llevar una alimentación saludable, una vida activa, pensar en positivo, cuidar tu estilo de vida y un largo etcétera, es como decir a alguien que nunca ha conducido que si respeta las señales de circulación y la velocidad indicada llegará a su destino, sin tener quién le enseñe a manejar el vehículo.

De ahí que presente este libro como un cuaderno de trabajo con técnicas y ejercicios prácticos, donde te guío para que los lleves a término y experimentes por ti misma cambios que son positivos con toda seguridad.

Mi objetivo, en este sentido es doble: por un lado, el que dispongas de herramientas que te ayuden a modular el dolor, a aliviar algunos síntomas de la fibromialgia y a gestionar cada cambio que el dolor, la fatiga, la fibro-niebla, las alteraciones del sueño, etc., causan en tu cuerpo, mente y vida. Y de otro, que por ti misma tomes decisiones y emprendas acciones para asumir la responsabilidad de tu salud que, quizás, ahora, recae por completo en tu médico, especialista, terapeuta, etc.

Igualmente quiero traer un poco de luz. Sabemos por la ciencia y la neurociencia que el dolor persistente se modula y que otros síntomas de la fibromialgia mejoran cuando se trabajan factores que inhiben el dolor. No obstante, no olvidemos que cada proceso es distinto, como diferentes son las circunstancias vitales y situaciones de cada persona y factores que influyen en la evolución de los síntomas. Además, cada vez conocemos más testimonios que cuentan que, a pesar de tener fibromialgia, llevar una vida activa y plena es posible.

De hecho, conocer la historia de otras personas que decían haber supera-do la fibromialgia me dio esperanza, fue como un clic, un punto de inflexión en la forma de vivir mi experiencia y de abordar la enfermedad. Comprendí que sus dudas, miedos, pensamientos, respuestas y emociones eran similares a los míos y comprendí, que hay miles de personas que están pasando el mismo proceso o similar. De este modo, cambié esa pregunta recurrente de: ¿por qué yo?, a «… y ¿por qué no? Si ellas pueden, yo también».

Así que, para seguir inspirando a otras personas, a lo largo del libro iré desgranando mi historia, mi proceso, mis experiencias, inquietudes, sentimientos, dificultades, éxitos y aprendizajes, así como los testimonios de superación de dos mujeres excepcionales, Carmen Ruiz y Masé Balaguer, que conocerás al final de este libro, y que a modo de entrevista nos explican alguno de los recursos que para ellas han tenido mayor peso para gestionar la fatiga crónica *(encefalomielitis miálgica),* o el dolor persistente y otros síntomas de la fibromialgia.

No obstante, te adelanto que lo curioso de nuestras historias, y de tantas otras de superación, es que lo que empezó siendo un obstáculo para nuestro desarrollo personal, profesional y de vida, como lo es convivir con estas enfermedades, con el tiempo, donde aparecían piedras en el camino, fuimos transformándolas en oportunidades, que nos llevaron a encontrar nuestro propósito de vida, nuestro ikigai. Yo diría que esta es la herramienta que más ha contribuido en nuestra mejora. No espero que ahora mismo lo veas así, y es completamente comprensible, pero deseo que de aquí a un tiempo puedas tú considerar este momento como una oportunidad para crecer y hacerte más fuerte, tal y como hemos podido hacer nosotras.

A decir verdad, otra de las razones de este libro es darte a conocer mi proyecto de vida, que desde hace unos años es ayudar a otras personas a superar la fibromialgia. Entendiendo por «superar» que el dolor no es sufrimiento, que el dolor persistente se modula, que la fibromialgia se maneja y que tú puedes llevar el control de tu vida. ¿Pero cómo he transformado la fibromialgia en oportunidad y esta en mi proyecto de vida?

> ## Partes de la inflexión a la fibromialgia
>
> 1. Aceptar la enfermedad.
> 2. Conocer qué era la fibromialgia.
> 3. Buscar el equilibrio en todos los planos de la vida.

En mi proceso ha habido varios puntos de inflexión, especialmente tres, que me han llevado a que ahora estés leyendo este libro.

1. *Aceptar la enfermedad,* que no significa resignación ni aceptar que debes aprender a vivir con dolor, sino que aceptas que el diagnóstico «fibromialgia» no puedes cambiarlo, y a la vez comprendes que puedes promover cambios que dependen solo de ti, y que realizarlos contribuyen a sentirte mejor y a mejorar tu salud y tu bienestar. Esto me llevó a preguntarme constantemente «¿Qué puedo hacer yo para mejorar/cambiar esto o aquello?».

2. *Conocer qué era la fibromialgia.* Lo intenté, pero sinceramente no fue de mucha ayuda. En cambio, descubrí que saber y comprender qué era el dolor persistente, su porqué, cómo funciona el mecanismo del dolor, y cambios que produce en nuestro cuerpo, y su influencia en nuestras emociones, pensamientos, acciones, decisiones, movimientos, etc., sí podía ayudarme. Esta es la razón por la que el capítulo del dolor antecede al de la fibromialgia y le dedico más espacio. Para mí fue revelador, más aún, el dolor me cautivó. Me enamoró. Empecé a entender que toda esa biología que se producía en mi interior cambiaba no solo todo mi ser, sino la forma de relacionarme conmigo, con el mundo y, por ende, toda mi vida. Me puse a leer, a estudiar, a hacer cursos… Todo lo que me ayudara a comprender mejor ese mecanismo y encontrar medios para revertir todos los cambios que este estaba causando a nivel físico, cognitivo, emocional y social. Empecé a ver progresos que antes no había conseguido con ejercicio, alimentación saludable, actitud positiva…

3. *Buscar el equilibrio en todos los planos de la vida.* Un día alguien me preguntó: «¿Qué has hecho para estar tan bien?». Me resultó imposible responder, porque era una pregunta con distintas respuestas. No es una sola acción, técnica o terapia lo que me había llevado a mejorar los síntomas y mi vida. Era algo mucho más amplio. Se trata de encontrar, además, el equilibrio en todos los planos de la vida, con pequeños cambios que fui incorporando a mi rutina, que terminaron por transformar mi forma de pensar, de ver la realidad y de hacer. Encontré una forma de vivir respetuosa con mi salud, además de activa y saludable. Eso me hizo pensar que todo lo que había aprendido, unido a mi experiencia debía explicarlo para ayudar a otras personas. Momento que considero el tercer punto de inflexión.

De esa predisposición a ayudar a los demás, de mi pasión por aprender sobre el dolor y de encontrar y probar recursos para revertir los efectos nació la web amuntfibro, y, dos años más tarde, el Método CREA.

Se trata de un programa que recoge años de trabajo, de estudio, de cambio, de crecimiento personal, de mejora continua, experiencia, etc., fruto de esa búsqueda por encontrar la manera de manejar los síntomas, revertir su impacto y de recuperar el control de mi vida, que estaba en manos de la fibromialgia. En las sesiones comparto todo lo aprendido de forma clara y didáctica, practicamos paso a paso recursos, técnicas o desarrollamos habilidades para que de forma gradual la persona disponga de herramientas útiles para mejorar su condición de salud, bienestar, calidad de vida y para manejar situaciones cotidianas que suelen verse afectadas por la incapacidad que genera la enfermedad.

De hecho, este libro es un fiel reflejo de la filosofía de este programa, de su amplitud y de su extenso contenido, en atención a la enorme variedad de procesos y lo delicado que resulta el abordaje de la fibromialgia y el dolor persistente. Te adelanto que no existe una verdad absoluta para abordar estas dolencias. Son muchos los factores que influyen en estos procesos, y también lo son las circunstancias de cada persona, su forma de vivir la experiencia y el significado que le atribuye. De ahí que su abordaje sea complejo, diferencial, personal, multidisciplinar y biopsicosocial.

En resumen, aquí comparto mi experiencia y saber en el manejo del dolor persistente y de la fibromialgia, y abro una puerta a la esperanza mostrándote que puedes llevar el control de tu vida y elegir cómo vivirla a pesar de la fibromialgia, que puedes manejarla cuando la comprendes y escuchas, y como he dejado entrever, la clave para hacerlo está en ti, en tu interior. Mi misión ahora es que lo descubras.

> **El dolor es patrimonio universal de todo ser vivo,
> pero solo el ser humano lo vive con sufrimiento.**

Bienvenida al inicio de un camino que, a partir de ahora, recorreremos juntas.

Bienvenida

Te doy la bienvenida y las gracias por dejarme compartir mi experiencia y aprendizajes sobre la fibromialgia y el dolor persistente a lo largo de estas páginas. Mi deseo es acompañarte y recorrer juntas un pedacito de este viaje para mostrarte que esa piedra con la que ambas hemos tropezado que parece insalvable y destinada a amargarte la vida, no es todo lo terrible que parece.

Siempre he sido una persona de retos. Me gustan porque estos te obligan a crecer, a superarte constantemente y a explorar caminos hasta encontrar aquel que te conduce a la solución. Por eso te propongo que ese obstáculo, lo tomes como un reto. La fibromialgia, como todos los retos, requiere un análisis de la situación, y para sobrellevarla debes disponer de cierto conocimiento e información necesarios, que yo pretendo ofrecerte.

Pero antes, considero conveniente presentarme y explicar mi experiencia con esta enfermedad. Para ello, a continuación te hablaré un poco sobre mí:

> Antes de la fibromialgia era una mujer jovial, inquieta, activa y con proyectos. Entre ellos estaba mi deseo de ser madre y el de aprobar unas oposiciones que me proporcionaran una estabilidad económica y tiempo para disfrutar de mis hijos.
>
> Me casé a los 30 y, en poco menos de un año, nació mi mayor amor e ilusión, mi hija: Mar. Era una época en la que me sentía inmensamente feliz y realizada. Ese mismo año, en 2002, pocos meses después de nacer Mar, empecé a sentir ciertos dolores que el doctor relacionó con una depresión postparto. Puesto que cada vez sentía más dolor en todo el cuerpo y no había razón para estar tan cansada, me derivaron al reumatólogo. Bastaron unas pocas visitas, una exploración y demás pruebas para concluir que se trataba de fibromialgia.
>
> Todo sucedió demasiado rápido como para poderlo procesar. Los doctores afirmaron que algunas personas mejoraban con el tiempo, aunque el dolor no termina de desaparecer y los brotes están presentes en la evolución de la enfermedad, mientras que, en otras, el dolor y otros síntomas empeoran con los años.
>
> En ese sentido y teniendo en cuenta que la fibromialgia es una enfermedad crónica, me aconsejaron tomar la mínima

medicación posible, para evitar su efecto placebo, es decir, la necesidad de aumentar la dosis con el transcurso del tiempo, además de vigilar los posibles efectos secundarios y la dependencia que algunos fármacos pueden crear.

Me recomendaron llevar una vida saludable, cuidando mi alimentación, hábitos de sueño y sobre todo mantener un estilo de vida activo, haciendo ejercicio, siempre dentro de mis capacidades, ya que me comentaron que, el no hacerlo, en casos puntuales la persona había empeorado su estado de salud en general hasta el punto de que había terminado en una silla de ruedas.

Esta información me asustó. En mi cabeza no dejaba de sonar: dolor y agotamiento extremo para toda la vida, enfermedad incurable, silla de ruedas. Me produjo un gran *shock*. El futuro que se abría ante mí era poco alentador, sobre todo con una hija, un trabajo, que llevar adelante. Sentí que de un soplo de viento se me escapaba todo cuanto tenía y desapareció mi esperanza de poder mantener una vida normal y tranquila.

Al marchar de la consulta, tenía aprisionada en el pecho la incertidumbre hacia mi futuro; no sabía qué sería de mí en ese momento y sentía que todos mis objetivos se desvanecían. En aquel momento, las asociaciones que a lo largo del tiempo fui conociendo no ofrecían la ayuda ni el apoyo que quizá ahora se pueda encontrar con más facilidad, y me sentí completamente desamparada.

Después del diagnóstico vinieron años especialmente duros: he sido siempre una persona alegre y optimista y he tenido motivos para estar aquí, pero el dolor... Despertar cada mañana con ese intenso dolor y esa fatiga era soportar un infierno. Sabía que mi historia no era única ni diferente a la de muchas otras personas que sufren fibromialgia.

Levantarme para atender a mi hija, sobre todo a primeras horas de la mañana, era un gran reto para mí. Me esforzaba con todo el empeño que una madre puede tener, lo daba todo por ella, y eso resultaba en que el dolor aumentase: dolían mis articulaciones, los músculos, la sangre, las uñas, incluso la raíz del cabello. Casi no tomaba medicación contra el dolor, porque me asustaba que empeorase mi salud por completo. Los siguientes cinco años fueron a peor: a pesar de tener motivos para seguir viviendo, la idea de lo contrario no resultaba del todo insatisfactoria, y ese es uno de los peores sentimientos que alguien puede experimentar. Aun con todo esto, que puede parecer terriblemente negativo, disfrutaba de mi hija, conseguía levantarme, atenderla, jugar con ella y mimarla.

Otro gran desafío fue prepararme las oposiciones, que fueron para mí una obsesión y traté durante años de ir memorizando poco a poco el temario. Probé todo tipo de técnicas, pero me resultaba complicado memorizar, si tengo en cuenta la dificultad con la que me encontraba a diario con tareas sencillas que exigían cierta lucidez como recordar la compra del día o comprender conversaciones sencillas. Hubo épocas o días en los que sufría importantes lagunas de memoria, como el hecho de no recordar nada de lo acontecido en una mañana o tarde e incluso de días completos, en los que era incapaz de recordar si había ido a trabajar, si había comido, con quién había estado o lo que había hablado. Por suerte, los días eran similares y, bastante rutinarios, así que si en casa no se habían alarmado es que no me había salido de mi rutina y había ido a trabajar, había recogido a la niña y demás quehaceres diarios. Me acostumbré a seguir una rutina, me daba tranquilidad. En 2008, finalmente, aprobé dos oposiciones y en 2010 tomé posesión de mi cargo como funcionaria titular. Lloré lo que no está escrito, porque el esfuerzo había sido titánico. Para mí esas oposiciones me concedían, como mujer, una autonomía y estabilidad enormes si algún día me encontrase sola, con una niña que cuidar y con una enfermedad a cuestas tan invalidante. Además, me permitía disponer de las tardes para recuperarme del agotamiento extremo y del dolor que impone esta enfermedad cuando tu jornada no te permite efectuar los descansos necesarios parar seguir adelante con el resto de actividades del día, y me permitía disfrutar de mi familia.

Los años se sucedían. Cinco años después del diagnóstico empecé una terapia llamada PNIE, psico-neuro-inmuno-endocrinología, con la doctora Esther Perarnau. Tengo que añadir que es una bellísima persona y excelente profesional. Solo la visita era en sí terapéutica: sentada frente a mí, me miraba a los ojos, mientras le narraba el parte desde la visita anterior. Tomaba notas de todo y preguntaba interesándose por mi estado de salud y sobre cómo manejaba situaciones cotidianas. Me sentía escuchada, comprendida y tratada como persona. Siempre digo que me devolvió la vida. Con ella, conseguí una mejora espectacular y aprendí que en nuestro cuerpo suceden un sinfín de procesos y cambios bioquímicos. Me resultaba curioso la facilidad de cómo podíamos influir en esa química interna para aliviar y cambiar alteraciones o síntomas que me resultaban molestas y desagradables. Fue cuando empecé a interesarme por los neurotransmisores y me abrió un mundo fascinante. Esther me decía que para ella no existen enfermedades, sino desajustes que se traducen en síntomas y por eso trata a la persona y no la enfermedad. Empecé a cuestionar mi enfermedad, pensé que quizás el diagnóstico no era del todo correcto. Motivo por el que años más tarde, en el año 2015, solicité una segunda valoración con la esperanza de que el resultado fuera distinto y me dije a mí misma que, de repetirse el diagnóstico, lo aceptaría definitivamente y dedicaría mi tiempo a conocer esta enfermedad y a todo lo que pudiera hacer yo para que sus efectos entorpecieran lo menos posible a mi vida. Era consciente de que la enfermedad me había cambiado. Había cambiado la forma de percibir la realidad. Me sentía distinta; yo antes no era así. Necesitaba explorar esos cambios: lo que me decía a mí misma, cómo me relacionaba conmigo misma o con los demás, mi autoimagen, la estima hacia mí, la percepción que tenía de los demás y de lo que sucedía a mi alrededor, etc. Sabía que eso también cambiaba nuestra química y me puse manos a la obra. Ahora puedo afirmar, que realizar este ejercicio de autoconocimiento fue el último eslabón que necesitaba para terminar de manejar la fibromialgia, evitar brotes y recuperar definitivamente el control de mi vida, además de que me permitió elegir ser la persona que quería ser. Descubrirme fue el punto de inflexión más importante que hubo en todo el proceso.

Después de este inciso, que he considerado importante incluir, volvamos a los años entre el 2007 y 2015. Pese a que conseguía cada vez una estabilidad mayor en mi vida, la fibromialgia me lo hacía todo más difícil, y me producía rabia y odio hacia mi cuerpo por no responder como debía. No participaba en las conversaciones, pues mi cabeza era incapaz de procesar la información y no las comprendía, o cuando iba a hablar, a mitad de la frase no recordaba qué quería decir, tampoco nombrar objetos, porque olvidaba términos, al igual que caras o nombres. Palabras como "coche", "casa", "hija", "garbanzos", "carne", etc., desaparecían de mi cabeza justo cuando debía pronunciarlas. Tiraba de «eso», «aquello», «cosa» o daba una explicación patosa como lo haría un niño de cinco años para hacerme entender con fórmulas absurdas como «eso donde pasamos unos días de vacaciones» para referirme a «apartamento» o «eso verde y redondo» mientras señalaba con el dedo un tarro de guisantes. Los esfuerzos de leer todas las noches el diccionario no resultaba de ayuda. Para mí no poderme expresar bien me generaba frustración, inseguridad y sentimiento de necia e ignorante, motivo suficiente como para aislarme un poco más.

Realmente la fibromialgia termina por aislarte de la sociedad y del mundo. Por un lado, no tener que dar explicaciones a nadie, de cómo estás, por qué haces o dejas de hacer, vas o vienes…, supone un alivio, pero, por otro, te atrapa en un mundo que no refleja la realidad. Por suerte, me refugié en la lectura, el estudio de todo lo que rodea a esta enfermedad y el crecimiento personal.

Por otro lado, mi relación con los médicos no ha sido la deseada y tampoco la esperada. Tras cada consulta médica le seguía, por uno u otro motivo, un llanto sin consuelo. La experiencia me ha llevado a omitir el diagnóstico de fibromialgia cuando se trata de una primera visita. De ese modo, espero conseguir la misma atención que reciben otros pacientes que no tienen la enfermedad. Solo la menciono cuando compruebo que el profesional que me atiende dispone de información actualizada en dolor persistente y por lo tanto comprende mejor la fibromialgia. No me siento orgullosa de ello, pero necesito velar por mi salud emocional.

Como puedes comprobar, jamás limité mis acciones por el dolor ni por la fatiga, o por otras dificultades. He conseguido hacer todo aquello que me he propuesto buscando otros caminos y explorando recursos. Ello me ha permitido crecer, ser mejor persona, quererme de verdad, conocerme mejor, disfrutar del momento, ser plenamente feliz, conocer y desarrollar mi propósito de vida y conocer a personas maravillosas e increíbles. Sin duda, tengo mucho que agradecer a la fibromialgia, pues no sería la persona que soy ahora. Y puedo asegurar que soy quien quiero ser y soy la mejor versión de mí que antes del diagnóstico.

Cómo trabajar el libro

Este libro es un cuaderno de trabajo con el propósito de comprender primero qué es la fibromialgia y el dolor persistente, conocer los cambios que suceden en nuestro cuerpo y, por consiguiente, en nuestra vida, entender el porqué de algunos síntomas y en especial el dolor. Es hacerte con un mapa, para ver con claridad la situación. Sin esa guía es como intentar caminar con una venda en los ojos.

De este modo resultará más fácil entender cómo modular el dolor y manejar la fibromialgia y para cuando llegues al capítulo de «La caja de herramientas», comprenderás mejor para qué sirve cada una y cuándo utilizarla, siempre apoyándome en la evidencia científica y en mi propia experiencia.

Por supuesto, uno de mis objetivos es advertir que, en ti, querido lector, están los recursos que te ayudarán a aliviar el dolor, manejar la fibromialgia, contrarrestar sus efectos y diseñar la persona que quieres ser y la vida que te mereces. Algunas son habilidades, a veces poco desarrolladas o desconocidas, pero las tienes. Otras, pasan por hacer cambios en cómo pensamos, sentimos o actuamos o en la forma de respirar o de movernos, otras en vivir de forma consciente, otras son ejercicios que nos hacen la vida más placentera, como sonreír, agradecer... Si te abres a ti, si exploras dentro de ti, las encontrarás. No te preocupes; lo haremos juntas en el cuarto capítulo.

No obstante, verás que llevarlas a la práctica no resulta fácil, porque todos cargamos con una mochila en la que llevamos creencias, hábitos, aprendizajes, comportamientos, miedos, etiquetas, etc., que nos hacen responder de una forma determinada sin entender muy bien por qué lo hacemos. Quizás porque lo hemos hecho toda la vida, quizás porque lo hemos aprendido de nuestros padres, maestros, quizás…, quién sabe.

Te aconsejo que cuestiones, pruebes y actúes, que extraigas tus propias conclusiones sin dar nada por sentado. Que no te pase como a los monos de la siguiente historia.

La fábula de los cinco monos

Érase una vez un experimento que contaba con cinco monos encerrados con una escalera que les permitía alcanzar un racimo de plátanos que pendían del techo. El experimento consistía en lo siguiente: cuando alguno de los monos llegaba hasta los deseados plátanos, se activaban unos aspersores de agua helada que rociaban toda la jaula y, dentro de ella, a los pobres animales. Los monos aprendieron que, si uno de ellos llegaba hasta los plátanos, todo el grupo era castigado. De esta manera, cuando alguno trataba de subir por la escalera, el resto lo disuadía con gritos violentos y golpes, para evitar el castigo.

Una vez conseguido este efecto en los sujetos de prueba, el investigador cambió a uno de los monos habituales por otro nuevo que desconocía el experimento y, con él, el castigo que escondían los plátanos. El novato, al ver los plátanos, igual que hicieron sus compañeros al llegar al experimento, decidió ir a por ellos. Sin embargo, cuando este subió los primeros peldaños de la escalera, el grupo se lo impidió de manera agresiva. De este modo, el nuevo mono aprendió que no debía subir. Así pues, el investigador volvió a reemplazar a otro de los cuatro monos originales por otro diferente. Con el tiempo sustituyeron a todos los monos que vivieron la experiencia de los aspersores de agua fría por otros que desconocían lo que pasaba si alcanzaban la fruta. Estos últimos, sin embargo, habían aprendido el comportamiento de sus compañeros anteriores y repetían el mismo patrón, a pesar de no haber pasado por la experiencia del castigo.

Al igual que sucede en la fábula, tenemos ciertos patrones aprendidos sobre el dolor, el cómo tratarlo y sobre nosotros que son un obstáculo para abordar y comprender de forma eficaz el dolor persistente y la fibromialgia.

Se dice que para aprender primero debemos desaprender. Así que, con la información que encontrarás en estas páginas pretendo que lo primero que hagas es vaciar esa mochila, que desaprendas todas las normas que guardas dentro de ti y que desacreditan tus propios sentimientos, para poder empezar de cero, conocerte y comprenderte sin invalidar tus emociones y, así, poder hacer las cosas diferentes. No quiero que seas como aquellos monos que, sin saber a qué se enfrentaban, temían algo que no conocían.

Lo primero que debes hacer es conocerte a ti misma, aceptar aquello que sientes, y entender que será necesario un nuevo proceso de aprendizaje y acompañamiento para poder garantizarte los cuidados y el cariño que necesitas de ti misma. Tus sentimientos son válidos, tus pensamientos, tus dudas y tus certezas, también. Si no aceptas todas estas emociones que pasan por ti, no podrás aceptarte ni ayudarte en este periodo dificultoso, y solo conseguirás ponerte más trabas de las que ya encuentras en el exterior a la hora de tratar la fibromialgia.

Recuerda que eres tu mayor amiga, amante, familia y cuidadora y necesitas de tu propio apoyo para poder seguir adelante. Esto es lo más importante que hay que comprender. Abrázate a ti misma, quiérete, acéptate, valórate y entiéndete. De esta manera podrás mejorar con el cuidado de quien más te quiere y te entiende: tú misma. Después de esto podrás valorar el apoyo que te brinden personas externas a ti, y lograrás hacerles comprender mucho mejor qué es lo que ocurre y qué necesitas.

Abordaje

Desde la responsabilidad y el sentido común

Sin duda, nada de lo que explico en este libro sustituye a ningún tratamiento o terapia suscrita por profesionales de la salud, en su caso, lo complementaría.

Sobre el abordaje de la fibromialgia, dedico un apartado en el capítulo tercero y es por eso por lo que en esta sección quiero tratar el abordaje interpelando a la responsabilidad de todos los actores que de una manera u otra participan, conscientes o no, en la evolución de la enfermedad. Para empezar, entre todos deberíamos acallar comentarios gratuitos de personas que desconocen que es la fibromialgia, que van por la vida dando lecciones a los demás imaginando saber más que científicos, investigadores y expertos en la materia. Al igual que aquellas otras que con verte la cara saben si estás enfermo o no. A esas personas les digo que, si la cara fuera un indicador de salud o de enfermedad, los médicos no serían necesarios, o quizás todos podríamos serlo, sin necesidad de años de estudio y de MIR.

Deberíamos llamar a la cordura a aquel médico que ante un paciente de fibromialgia sustituye la bata blanca por una toga cuestionando sus síntomas. ¿Acaso no es cierto que el 60 % de los diagnósticos en consulta se lleva a cabo con la ayuda de la anamnesis? También les pido que nos atiendan, que el diagnóstico de fibromialgia no exime de padecer otras enfermedades. Es como considerar que una persona cuando tiene cáncer ya no tendrá otras enfermedades. Apliquemos el sentido común.

De esta disertación no se escapa nadie, ni yo misma. Los pacientes debemos asumir nuestra responsabilidad. Es muy fácil culpar a otros cuando esa pastilla, esa infiltración, ese masaje descontracturante o esa dieta, no resulta como esperas. Está claro que debes seguir los consejos y las prescripciones de los profesionales de la salud, pero también asumir la parte que te toca. Tomamos decisiones a lo largo del día, de forma consciente o no, que influyen en nuestra salud, calidad de vida y por supuesto en la intensidad del dolor y otros síntomas, desde los alimentos que consumimos, al descanso, el sueño, la práctica de actividad física o no, los pensamientos a los que nos acogemos, los momentos que nos dedicamos a nosotros mismos, etc. Eso no depende de otros, sino de nosotros mismos.

El abordaje desde los pilares clásicos

Tratar el dolor persistente y la fibromialgia desde los pilares clásicos de la medicina es insuficiente. Además, que la información que se ofrece a los pacientes es desesperanzadora, no resuelve inquietudes, ni aporta soluciones. Que la ayuda que recibimos se reduzca casi por completo a fármacos y a informar de los beneficios que aporta una vida activa y saludable, practicando una alimentación sana y equilibrada, ejercicio físico de forma regular, cuidar la higiene del sueño, la higiene postural, es una asistencia muy pobre. Especialmente si partimos de que esos hábitos son la base para que cualquier persona goce de salud y muchos ya los practicamos y, aun así, los brotes siguen apareciendo. Considero que la responsabilidad de un profesional de la salud va más allá de repetir, cuando no encuentra otra solución, los mismos mantras constantemente, unos mantras que no ofrecen una solución real a nuestro dolor.

Cabe recordar que la salud no se reduce solo a aspectos biofísicos, sino también mentales y sociales. En la salud de cualquier persona, así como la evolución de una enfermedad, sea la que sea, interactúan factores biopsicofísicos, además de los ambientales, de relación con los demás, de afrontamiento, de apoyo, entre otros, que no se tienen en cuenta y que, en una enfermedad de carácter crónico, considerarlos es fundamental para el curso de la afección, la recuperación de la salud y del bienestar. Por eso en este libro, remarco el papel tan importante que realizan en la gestión del dolor y de la fibromialgia profesionales como psicólogos, fisioterapeutas, nutricionistas, etc., pero también expertos en disciplinas como el *mindfulness*, la meditación, el yoga y el chi kung.

¿Cómo se aborda, entonces?

Debes abordar esta enfermedad desde el conocimiento, la comprensión, el amor, el perdón, la escucha, la atención, la gratitud, la empatía, el respeto, el ahora y, sobre todo, de adentro hacia afuera. El éxito en convivencia con la fibromialgia requiere un trabajo interior de la persona, de introspección, de autoconocimiento, de conocer tus límites y de comprender qué sucede en tu cuerpo y por qué. Debes saber escucharte y atender lo que el cuerpo te pida como es debido. Solo así lograrás ese equilibrio que mantiene y garantiza una buena salud y calidad de vida y para que empieces a transitar por ese viaje de conocimiento y paz interior en el capítulo 4 tienes ejercicios para practicar.

De forma simultánea a este autoconocimiento, considero que el paciente tiene que recibir un tratamiento multidisciplinar personalizado y adaptado a sus necesidades y preferencias, que trataré más adelante. Por el momento, debes saber que por mucho que tu alimentación sea saludable y practiques ejercicio, medites, tengas técnicas de relajación, y lleves una vida social sana, si tu mente no encuentra la calma y tu corazón no vive en armonía y con coherencia sobre lo que piensas, sientes y haces, nada de lo que hagas será suficiente para sentirte bien y volverán esos temibles brotes.

¿Una batalla, una lucha diaria?

La verdad es que la fibromialgia no resulta fácil de abordar ni para los profesionales de la salud ni para los pacientes. Es un reto que todos convertimos en lucha, una batalla en la que, por desgracia, algunos sujetos, agotados por el esfuerzo, terminan rindiéndose y, aquellos que no se han rendido pueden perder salud, energía, calidad de vida, tiempo y dinero en tratamientos y especialistas si no enfocan bien el abordaje de esta enfermedad. Yo también libré mi lucha: un duelo a muerte entre ella y yo, convencida de que solo quedaría una de las dos… y mi salud empeoró, dejándome agotada. Supongo que las ganas por seguir adelante, la esperanza que creo inherente a todo ser, convierte esta cuestión en una lucha.

Las consignas que recibe la persona, sean autoimpuestas o no, del tipo «tienes que luchar, ser fuerte, resistir», «luchar es de valientes», también alimentan esa concepción de lucha. Cuando aprendes que el dolor persistente y otros síntomas de la fibromialgia se pueden modular, ese combate o lucha a muerte deja de tener sentido. Comprendí que pelear no es una opción con un símil que leí en el apartado «Pon la enfermedad en su lugar» del libro *Fibromialgia, el reto se supera,* de Bruno Moioli. El autor plantea la situación de un río que se desborda y cuyo caudal se dirige hacia ti, sin que puedas huir de él. Me gustaría que imaginases esa situación para que lo entiendas tal y como yo lo hice. Para minimizar el impacto y manejar la situación, el autor propone tres opciones:

1. No hacer nada y esperar a que te arrolle.
2. Levantar un muro, que por la fuerza que tiene, el agua terminará por embestir.
3. Construir pequeños muros en zigzag para que el agua pueda circular reduciendo su fuerza.

Esta última opción es precisamente la manera en la que debe enfocarse esta enfermedad. Debemos, después de comprender nuestro dolor, aceptarlo en nosotras y aprender a modularlo sin remover sus aguas, dejarlo pasar controlando su fuerza, aprender a gestionar su velocidad y su impacto de manera que no nos sorprenda, ni nos lleve con él, ni nos entorpezca. Se puede vivir con fibromialgia. No debemos frustrarnos más con su compañía, no aceptarla y pelear con ella, ya que para poder convivir debemos ir aceptando poco a poco las cosas que la enfermedad supone, y solo así podremos integrarla en nuestras vidas, hacerle un huequito en el cajón y en la cama para que no nos moleste en nuestro día a día, tanto como nos molesta cuando le declaramos la guerra, porque entonces se convierte en un infierno.

Para afrontar la fibromialgia con éxito, resumiendo a grandes rasgos, diría que necesitas:

1. Saber a qué te enfrentas.
2. Conocer tus puntos fuertes/débiles y recursos de los que dispones.

3. Descubrir herramientas para manejar la fibromialgia y su impacto en todas las áreas de la vida.

No es fácil partir de una enfermedad que, de momento, no tiene cura, ya que abordarla es una tarea muy compleja, que exige muchos cambios, y no me refiero solo a hacer un cambio en tu dieta o que ahora practiques ejercicio dos días por semana. El éxito consiste en dejar de buscar soluciones fuera y comprender que la recuperación va a depender casi exclusivamente de ti. Dicho así, no quiero dar a entender que toda la responsabilidad recae en ti, porque en el abordaje deberían intervenir muchos actores que no lo hacen. Pero las respuestas para abordar la fibromialgia y el dolor persistente las tiene la persona que lo sufre. Los demás agentes están para ayudarte a descubrirlas, para mostrarte el camino, para apoyarte, para tenderte la mano, para acompañarte y no es tarea menor, todo lo contrario, es imprescindible ese apoyo para garantizar un abordaje de éxito.

Un camino sin retorno

Este libro puede ser un camino de no retorno, un billete de ida a una vida más tranquila, conforme y feliz, pese a la enfermedad. Eso dependerá de ti, de tu compromiso contigo, con tu salud, con tu vida, del tiempo que quieras dedicarte a ti y a lo que para ti sea importante de verdad. Si te sientes perdida con esto, te invito a que reflexiones para tomar conciencia de tus acciones, decisiones, hábitos, creencias y pensamientos, entre otros factores, que son una piedra en tu camino. Para tener localizados esos obstáculos, comprenderlos, y poder empezar a desarmarlos poco a poco hasta crear un camino completamente liso.

Te invito a practicar los ejercicios desde la curiosidad y la mirada de un niño y a que explores, sientas, conectes, disfrutes, aprendas y crezcas con ellos. Ábrete a nuevos aprendizajes y experiencias para poder empezar a ver mejoras y a sentir ya no solo alivio, sino conexión contigo y tranquilidad. Empieza el camino como quien no sabe nada y lo tiene todo por descubrir. Esta es una oportunidad de conocer y practicar herramientas útiles tanto para gestionar la fibromialgia y el dolor persistente como para recuperar las riendas de tu vida y ser la persona que quieres ser.

> «Un viaje de 1000 millas empieza con el primer paso».
>
> —Lao Tse

Soy consciente de que si estás leyendo este libro como alguien que sufre fibromialgia, probablemente las circunstancias que vives no sean las mejores ni las deseadas. Sin embargo, déjame decirte que la vida es un camino de longitud imprecisa, nada sencillo; repleto de cruces, tramos rectos, sinuosos, pendientes… la fibromialgia u otra enfermedad crónica que pueda causarte dolor persistente es un obstáculo más en el viaje. Las circunstancias no determinan la felicidad, sino el enfoque que tomas hacia esa circunstancia. Conozco historias de personas que tienen o han vivido experiencias terribles a causa de una enfermedad, puede que con dolor o no, que le ha supuesto mucho sufrimiento y afectación en todos los ámbitos de su vida, y en cambio ves en ellas un espíritu de superación increíble, repletas de amabilidad, de sonrisas, de vitalidad, dispuestas a ayudar a los demás… Son ejemplos de superación de los obstáculos que encuentran a lo largo del camino y que han sabido transformarlos en impulsos para seguir hacia adelante.

En tu camino encontrarás de todo: momentos increíbles y momentos terribles, experiencias asombrosas y situaciones difíciles, pero depende de ti la decisión de dejarte llevar por la corriente, resignada por lo que te ha tocado vivir, repitiendo frases negativas como: «Esto no tiene solución», «Yo no soy tan fuerte», «No soy como tú», «Lo mío es diferente», o luchar contra corriente. No es una tarea sencilla, no digo lo contrario; habrá momentos en los que disfrutes, otros en los que tu avance no será suficiente para ti, e incluso otros en los que sientas que para avanzar has generado todavía más sufrimiento del que ya sufrías. Déjame decirte que eso no es cierto. Estás aprendiendo a navegar en la corriente, a dejar de desgastarte enfocando tu energía en aquello que no puedes cambiar y a enfocarla en explorar tus recursos para seleccionar las mejores respuestas, y así adecuarte a unas situaciones que poco a poco te permitirán avanzar. Esos pequeños pasos son los que ya estás dando con la lectura de este libro, con su comprensión y con la realización de los ejercicios. Estás en el inicio del camino y estamos aplanando el terreno juntas.

CAPÍTULO 2

Conociendo el dolor

Anulaste mi vida, la tornaste monocolor,
Deseé el poder de mover las manecillas
del reloj para volver atrás.
Te odié, te maldije siempre que emergías.
Nació el día en que comprendí,
que no me desharía de ti, era una lucha perdida,
teníamos que conocernos, convivir juntos.
Y floreció en mi corazón la esperanza,
que coloreó de tonos azules mi existencia,
descubriendo una versión de mí con mucho que aportar.

—Masé Balaguer

El dolor está muy presente a lo largo de nuestras vidas: una caída, una fractura, un esguince, un corte, una cefalea, un dolor estomacal, de oído… Hemos pasado por tantas vivencias que nosotros mismos nos otorgamos el título de expertos, para hablar de él y para aconsejar a otros. Aparte de tus vivencias con el dolor, ¿qué más sabes sobre él? ¿Cuáles han sido tus fuentes? ¿Internet? ¿Redes sociales? ¿Lo que alguien te contó? Sí, básicamente nuestro conocimiento sobre el dolor proviene de nuestras experiencias y de lo que otros cuentan. Este saber sesgado, caduco y erróneo sobre el dolor es la causa de tanto sufrimiento cuando se trata de un dolor que no responde a ningún daño o lesión, del recelo que despierta cuando se habla de fibromialgia, de ese peregrinaje que realizamos por médicos y especialistas en busca de respuestas y de los errores que cometemos cuando abordamos el dolor persistente o el de la fibromialgia.

Sinceramente, alguna vez te has preguntado qué es el dolor, o si tiene alguna utilidad, o si existe un dolor físico y otro psicológico, o por qué duele una lesión que ya sanó, o duele con los cambios de tiempo…

En este capítulo nos acercaremos al dolor desde otro enfoque, el de la ciencia. Empezaremos por desmontar creencias sobre el dolor que están muy arraigadas en la cultura popular. Descubriremos qué es el dolor, para qué sirve y cómo funciona; conoceremos algunos cambios que se producen en nuestro cuerpo cuando sentimos dolor y el significado palabrejas como neuroplasticidad, sensibilidad central, etc. Esto y más nos darán las claves para abordar el dolor persistente y las herramientas para lograrlo. No es posible comprender la fibromialgia sin conocer antes el mecanismo del dolor.

Conoce el dolor

PONTE A PRUEBA

¿Cuánto sabes del dolor?

Aunque quizá pienses que lo que sabes sobre el dolor es suficiente para manejarlo, te sugiero que lo comprobemos primero. Hazte las siguientes preguntas:

	Sí	No
● ¿Te preocuparía el hecho de sentir dolor y no encontrar la causa?		
● ¿Sentirías miedo o incertidumbre por ello?		
● ¿Pensarías que se trata de algo grave por no encontrar la causa?		
● ¿Cambiarías de profesional o especialista si tu médico te dijera que, a pesar del dolor que sufres, todo está bien?		
● Si la lesión se ha recuperado pero el dolor persiste, ¿creerías que es debido a que se ha curado mal?		

Si la mayoría de las respuestas han sido un «sí», te aseguro que profundizar un poco más sobre el conocimiento del dolor puede ahorrarte tiempo, dinero y sufrimiento. No hace falta que te vuelvas loca buscando explicaciones incomprensibles.

Razones por las que debería conocer el dolor	
Para entender los cambios que suceden en todas las personas a nivel psicofisiológico, cognitivo y conductual.	Para abordar el dolor de forma eficaz.
Porque la ciencia y la sabiduría popular no van de la mano.	Para no sentirlo como una amenaza o vivirlo con sufrimiento.

En términos generales, lo que sabemos sobre el dolor está más cerca de la ciencia del siglo XVII que de la actual, pues desde la neurociencia, se explican los mecanismos del dolor. Por tanto, actualizar nuestro conocimiento sobre el dolor puede sernos útil, llegada la ocasión, para abordarlo correctamente y no cometer los errores clásicos.

El dolor: mecanismo de supervivencia

El dolor es uno de los sistemas de protección de nuestro organismo, que nos alerta de potenciales peligros y, en caso de lesión, nos ayuda a mantener la zona protegida durante la recuperación. ¿Te imaginas lo peligroso que sería no disponer de este valioso mecanismo? Nuestra vida podría estar en peligro o podríamos sufrir lesiones graves sin ser conscientes de ello.

Lo que pretende el dolor es captar nuestra atención para informarnos y conseguir una respuesta de nosotros.

Imagina que estás en el cine mirando una película y suena la alarma de incendios. Posiblemente, tu respuesta será la de levantarte y salir de la sala, para ponerte a salvo. En ese caso, la alarma ha cumplido su cometido: avisarte de que estás en peligro. El dolor cumple la misma función, reclama tu atención para que reacciones a algo que se está evaluando como una amenaza para tu supervivencia.

A pesar de ello, ¿te has fijado en esos días que tienes dolor que hay momentos que lo sientes más intenso que en otros? ¿Te has preguntado por qué? ¿Lo relacionas con algo que estabas haciendo en ese momento o a un estado emocional determinado?

Sucede que cuando nos centramos en una actividad que nos gusta, el dolor (la alarma) se percibe de forma más leve o incluso si es suave, en algunos casos, hasta desaparece.

PRUÉBALO TÚ MISMO

- El día que sientas dolor intenso, intenta hacer una actividad que te guste, ya sea salir a tomar algo con amigos, ver una película, hacer un puzle, etc.

- Antes de iniciarla, puntúa del 0 al 10 la intensidad del dolor que sientes.

- Prueba a ponerte una alarma para que suene mientras la realizas. Cuando esta suene, vuelve a puntuar del 0 al 10 la intensidad del dolor que sentías justo antes de que sonara. ¿Es la misma?

Creencias y verdades sobre el dolor

Nuestra forma de reaccionar al dolor proviene de aprendizajes adquiridos a lo largo de nuestra vida, unos por experiencia propia y otros de vivencias explicadas por terceras personas, que con el tiempo han configurado nuestro sistema de creencias alrededor del dolor, algunas alejadas de la ciencia, que entorpecen su abordaje eficaz. Veamos a continuación algunas de estas creencias a las que llamaré «Creencias falsas o erróneas» y otras que nos aporta la ciencia y, por desgracia, aún no han llegado a la sociedad, a las que llamaré «Verdades sobre el dolor».

Creencias falsas o erróneas		Verdades sobre el dolor
✗ Existe un dolor real y otro imaginario	✔	El dolor es real y para sentirlo requiere atención
✗ Dolor equivale a lesión o herida	✔	También ocurre: lesión sin dolor y dolor sin lesión
✗ El dolor está en los tejidos	✔	El dolor lo crea el cerebro
✗ «Crónico» significa «para toda la vida»	✔	«Crónico» no es un término válido para referirse al dolor
✗ El dolor se combate con fármacos, reposo y cirugía	✔	El dolor «agudo» y el persistente son tratados igual
✗ El dolor es proporcional al daño	✔	El dolor es un mecanismo de protección

El dolor es una percepción

Aquello que vemos, oímos y sentimos son percepciones que nos aportan información. Otras, como la sed, el hambre, el cansancio, el dolor, el sueño, etc., también son percepciones que, además de informarnos de algo, exigen de nosotros una conducta: saciar la sed, el hambre, descansar o, en el caso del dolor, atender una amenaza que puede incluso no ser real.

Las percepciones las crea nuestro cerebro a partir de la información que recibe de una realidad que resulta incompleta y subjetiva, pues se trata de nuestra realidad y no la de otra persona, y después de evaluar otros factores, que también son subjetivos.

> Lo que vemos no se crea en el ojo,
> ni lo que oímos en el oído,
> ni el dolor donde lo sientes.

Esto significa que cada persona puede percibir de forma distinta una misma realidad. Lo entenderás fácilmente si lo trasladas a olores, colores, o la sensación de frío o calor. La percepción es diferente para cada persona. Bien, pues igual sucede con el dolor, porque el dolor es precisamente una percepción. La experiencia de dolor causado, por ejemplo, por un golpe de magnitud será muy distinta para cada persona, porque influyen factores como la sensación de peligro, la situación, el estado emocional en ese momento, el auxilio o acompañamiento que le presten, etc. Por ello, no tengo por qué dudar o cuestionar lo que siente otra persona por el simple hecho de que no coincida con la realidad que yo siento. Que el dolor sea una percepción, no quita que cada uno lo sienta de verdad, aunque pueda ser diferente.

RECUERDA:

El dolor siempre es real.

El dolor es subjetivo

El dolor es una percepción y, como toda percepción, es subjetiva. Por eso, nos valemos de adjetivos para describir lo que sentimos y de escalas para medir su intensidad.

La forma de expresar el dolor denota cómo lo vive la persona. No es lo mismo describirlo como «El dolor me está matando» a «El dolor es el nivel 8 en una escala de 10», o «Es como si me estuvieran torturando con uno de esos artilugios medievales» para referirse a las zonas que duelen, aunque sea todo el cuerpo. O bien, no es lo mismo expresar el dolor como «El dolor me desgarra, me traspasa, me destruye» a «El dolor es agudo, profundo e interno». Si te fijas, el dolor es subjetivo, el cómo se describe indica cómo lo vive la persona. Y cuando lo expresamos desde el sufrimiento a su vez influye en cómo será nuestra experiencia de dolor.

RECUERDA:

El dolor es inevitable, el sufrimiento es opcional (Buda).
El dolor es algo que sientes, no algo que vives.

Una descripción del dolor más objetiva ayuda a que nuestra experiencia con el dolor comporte menos sufrimiento.

Te dejo a continuación una relación de adjetivos que te ayudarán a describir tu dolor de forma objetiva:

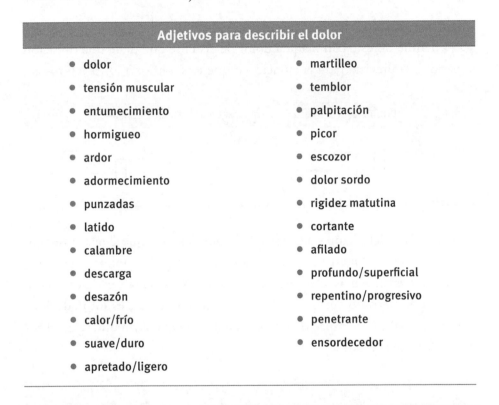

Adjetivos para describir el dolor	
• dolor	• martilleo
• tensión muscular	• temblor
• entumecimiento	• palpitación
• hormigueo	• picor
• ardor	• escozor
• adormecimiento	• dolor sordo
• punzadas	• rigidez matutina
• latido	• cortante
• calambre	• afilado
• descarga	• profundo/superficial
• desazón	• repentino/progresivo
• calor/frío	• penetrante
• suave/duro	• ensordecedor
• apretado/ligero	

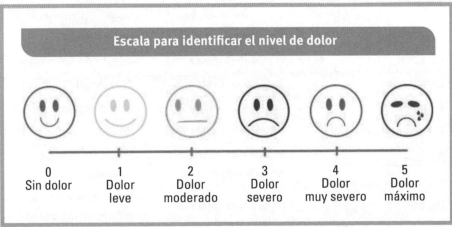

Escala para identificar el nivel de dolor

0	1	2	3	4	5
Sin dolor	Dolor leve	Dolor moderado	Dolor severo	Dolor muy severo	Dolor máximo

El verdadero significado de dolor crónico

Erróneamente otorgamos a crónico el significado de «para toda la vida», cuando incluso el diccionario lo define como un adjetivo que indica que algo es «de larga duración».

En ese sentido Merskey y Bodguk, estudiosos del dolor crónico, en 1994 definieron este como aquel dolor persistente que tiene una duración superior a la prevista para la curación o que es superior a los 3 o 6 meses.

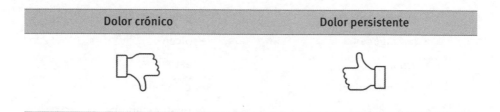

Dolor crónico	Dolor persistente

Esta es una definición que ha quedado obsoleta, porque el factor tiempo no es el único que marca la diferencia entre un tipo de dolor u otro. Así, como característica más relevante entre el dolor persistente y el dolor agudo, es que el primero no cumple su función protectora, este es impredecible, deteriora la salud y la capacidad funcional de la persona y requiere un abordaje diferente al dolor agudo.

Conoce las diferencias entre el dolor agudo y el persistente		
	Dolor agudo	**Dolor persistente**
Calificación	Síntoma	Enfermedad
Duración	Menos de 3 meses	A partir de 3/6 meses
Localización	En lugar concreto	Zona amplia y difusa
Abordaje	Analgésicos y cirugía	Multidisciplinar
Como mecanismo protector	Cumple su función	No cumple su función
Discapacidad	En atención daño y por periodo concreto	Según el grado de afectación
Impacto	Bajo, pocos cambios	Alto, Altera todas las esferas de la persona

Dolor y lesión no van de la mano

¿Es difícil imaginar que el dolor no corresponda siempre a una lesión? Te lo explicaré con casos reales, estudiados científicamente, para comprender cómo funciona la respuesta del dolor.

Lesión sin dolor

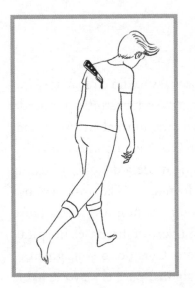

Según el diario británico *Daily Mail,* Julia Popova, una mujer de 22 años, en el camino del trabajo a casa, fue asaltada por un desconocido que pretendía robarle el bolso. En el forcejeo recibió una puñalada en la espalda de la que no fue consciente hasta que llegó a casa. Tenía clavado un cuchillo de 15 centímetros.

Si buscas en Internet «Julia Popova», encontrarás artículos que explican el caso con la foto que le hicieron en el hospital los médicos, atónitos por lo que estaban viendo.

No hay que rebuscar tanto para encontrar casos de lesión sin dolor. Son más usuales de lo que pensamos. Por ejemplo, un equipo de científicos americanos[1] llamado AJNR realizó pruebas de imagen a personas sin dolor de espalda para conocer el estado de esa zona y concluyó que el 30 % de jóvenes de alrededor de 20 años tenían hernia discal. También demostró que ese porcentaje no crecía con la edad, pues se practicó con personas de 80 años, y el 84 % resultó tener una hernia discal y eran asintomáticos. El estudio concluyó que entre el 30 % y el 40 % de los adultos tienen hernia discal y no sienten ningún tipo de dolor.

---

[1] AJNR (2015): Systematic Literature Review of Imaging Features of Spinal Degeneration in Asymptomatic Populations.

Otro ejemplo, y este es muy cercano a mí, es mi madre. Ella, a consecuencia de la artrosis tiene deformados los dedos de las dos manos, retorcidos y calientes y rojos de la inflamación, de manera que aparenta ser muy doloroso, pero, sin embargo, ella no siente nada de dolor.

Más adelante veremos que, si el cerebro evalúa que no hay daño, no activa la respuesta de dolor. Eso explica que algunas personas con apendicitis o con hernias discales puedan no sentir dolor.

Dolor sin lesión

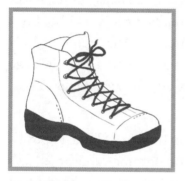

Esta historia real sucedió en Estados Unidos, y fue recogida en un estudio publicado en el British Medical Journal en 1995[2]. Trata de un carpintero que, mientras trabajaba, pisó un listón de madera del que sobresalía un clavo. Por desgracia, el clavo atravesó por completo su bota. El hombre sentía tanto dolor que, una vez estaba en el hospital, tuvieron que sedarlo para poder sacarle la bota. Cuando lo consiguieron, vieron que el pie estaba perfecto, sin lesión alguna, pues el clavo le había pasado entre los dedos.

La imagen del clavo atravesando la bota creó una expectativa de daño y miedo que fue suficiente para que el cerebro evaluase y concluyese que ahí existía un daño real y, por ello, generó el dolor como respuesta.

Si el cerebro interpreta que hay un daño real en nuestro organismo o que puede ser inminente, activa el mecanismo del dolor como sistema de protección. Es lo que sucede en el caso de la fibromialgia, el «Síndrome del miembro fantasma» o el dolor en los «Síndromes de Sensibilización Central» o en el dolor persistente cuando no hay lesión que lo justifique o está ya recuperada.

---

[2] Fisher JP, Hassan DT, O'Connor N. Minerva. *Br Med J.* 1995.

Lesión con dolor

Este es el dolor que todos hemos sentido alguna vez cuando hemos sufrido una caída, un golpe, un rasguño… o bien cuando algo en nuestro organismo no funciona correctamente.

> **Lesión sin dolor, dolor sin lesión o lesión con dolor**

El dolor no está en los tejidos

Puede suceder que sientas dolor en una parte de tu cuerpo concreta, que coincida con una lesión en esa zona y que automáticamente relaciones una cosa con la otra. Pero recuerda que el dolor es una percepción, por lo que no encontrarás su origen siempre donde tú lo sientas, tengas o no una lesión en ese punto. Si tienes una fractura en un hueso, la prueba de imagen no reflejará el dolor, sino únicamente la lesión.

Para saber si una persona sufre dolor, deberíamos hacer una Resonancia Magnética Funcional. Se trata de una técnica de neuroimagen que detecta los cambios fisiológicos que ocurren en el cerebro. De este modo, se puede observar la actividad cerebral cuando hay dolor y las áreas del cerebro en las que se crea. Esta herramienta ha sido muy útil para demostrar que el dolor de la fibromialgia es real, pues ha permitido observar la actividad cerebral y los circuitos neuronales relacionadas con la respuesta de dolor.

El dolor se crea en el cerebro, no en las partes del cuerpo en las que sientas que puedes tener una lesión, fractura o cualquier tipo de daño.

Relación del dolor con las alteraciones cognitivas

El dolor tiene un gran poder de distracción y consigue desarrollarlo restando recursos y energía de la parte izquierda del cerebro, la encargada de los procesos de memorización, aprendizaje, razonamiento, resolución de problemas, etc.

Esa falta de memoria, de atención, de expresión y comprensión verbal/escrita, etc., se debe a que, cuando el dolor es intenso, la parte racional responsable de los procesos de memorización, aprendizaje, cálculo, lenguaje, razonamiento y resolución de problemas, entre otras funciones, no está por la labor. Cuando la intensidad del dolor desciende, mejora la capacidad cognitiva.

Por eso es importante conocer herramientas que reduzcan la percepción del dolor y también otras como la organización del tiempo o la técnica de resolución de problemas.

El dolor y tu cerebro

El cerebro es como un ordenador central, donde se almacena la información que recibe, pero creando su propia versión. Por ello, debemos entender que nuestra mente es selectiva. De los miles de bits de información que ella recibe, fija su atención en aquellos que considera de interés para la persona, útiles y vitales para garantizar su supervivencia. Es decir, el cerebro se queda solo con una parte de la realidad que percibe.

Además, nuestro cerebro no analiza si esa información que recibe es correcta o errónea, actual o pasada, sino que simplemente hace una interpretación de ella tras evaluar diferentes tipos de datos: la información que acaba de recibir, la que ya tiene almacenada de tiempo anterior y la información futura creada a partir de las expectativas creadas por la persona —recuerda el caso del carpintero, que he comentado en el apartado «Dolor sin lesión». De ese modo construye una realidad.

En la evaluación que el cerebro realiza de una situación intervienen elementos subjetivos como creencias, aprendizajes, experiencias propias y ajenas, las expectativas, respuestas aprendidas, la cultura, el contexto… Entendemos así que no toda la información que recibimos es nunca 100 % objetiva.

El cerebro interpreta la información evaluando

- La información del pasado
- La información del presente
- La información del futuro

Una vez entendido esto, podemos comprender que cuando el cerebro detecta alguna amenaza, activa mecanismos de protección, aunque esa amenaza puede no ser real.

Cuando el cerebro valora que existe una amenaza para el organismo, ya sea presente, potencial o imaginada, pone en marcha mecanismos de protección como el dolor, la activación del sistema nervioso autónomo (simpático), el sistema inmunológico, el endocrino, la respuesta de estrés (lucha-huida) o respuestas emocionales. ¿Esto cómo funciona?

Teniendo en cuenta todos esos elementos e información objetiva y subjetiva, que se envía al cerebro a través de los nociceptores, el cerebro completa su valoración y extrae sus propias conclusiones. Entonces, llega el momento de decidir si pone en marcha los mecanismos de alerta y protección y en qué momento. Todo sucede de forma inconsciente.

Ahora bien, si el cerebro quiere de nosotros una acción o conducta que evite o minimice el riesgo o daño, nos lo hará saber generando respuestas como el dolor, la fatiga, la apatía, la desgana, la debilidad… y emociones como el miedo, la ira o la tristeza.

Estas son señales a través de las cuales el cerebro trata de captar nuestra atención para conseguir de nosotros una reducción del peligro que percibe, como retirar la mano del fuego.

Es decir, si esas señales, síntomas o respuestas no captan nuestra atención, seremos incapaces de sentirlas o percibirlas. No puedo sentir dolor, cansancio, sed, aburrimiento… si no soy consciente de ello. Por eso, cuando estamos distraídos (el motivo no importa) no escuchamos, vemos, olemos o percibimos muchos estímulos del entorno.

> • El dolor es una conciencia y para sentirlo, requiere nuestra atención ¿Lo consigue?
>
> **SÍ**

El cerebro y su alarma

Nuestro cuerpo tiene unas células que actúan como sensores llamadas *neuronas nociceptivas,* que se activan cuando perciben un estímulo potencialmente peligroso. Este tipo de estímulos pueden ser físicos, químicos o mecánicos, y las células se encargan de transmitir la información de peligro desde los tejidos hasta el cerebro a través de los nervios.

Cuando la señal de peligro llega al cerebro, este decide si activa o no la respuesta de dolor. Para ello, analizará y contrastará la información que le ha llegado de manera externa con otra —algo más subjetiva— formada por creencias, pensamientos, estado de ánimo, expectativa...

Para sentir dolor intervienen diversas áreas cerebrales como la sensorial, la cognitiva y la emocional. Así, mientras en la corteza sensorial se decide la respuesta emocional al dolor, en otra área se decide qué hacer con la señal de dolor medular. En la corteza motora se decide la reacción física al dolor (como retirar la mano del fuego); en otra área, dónde dirigir la atención; y otra, se encarga de modular el dolor, liberando sustancias químicas como las endorfinas.

Nuestro cuerpo se compone de muchos sistemas: el reproductor, el endocrino, el nervioso, el muscular, el inmunitario, etc. Cada uno de ellos tiene su función y regulación, funcionando de forma autónoma respecto a otros sistemas, pero a la vez participan y trabajan juntos para mantener equilibrio y armonía, que son signos de salud.

Todos estos sistemas están en continuo funcionamiento. Cuando el cerebro siente que estás en peligro, pide ayuda a diferentes sistemas y pone en marcha la maquinaria para protegerte, activando mecanismos de protección.

En ese momento se producen cambios en la actividad de estos sistemas, cosa que puede extenderse a otros, por el hecho de funcionar como un engranaje. Mientras dura la situación de amenaza algunos tienen que esforzarse y trabajar a gran velocidad mientras otros deben ralentizar su actividad. Si la situación se mantiene en el tiempo esta actividad puede causar problemas. Por esta razón un dolor persistente puede ponerlo todo patas arriba.

El dolor y el sistema nervioso

Como ya hemos visto, el dolor como función protectora activa el sistema de alarma del cerebro. Este es un mecanismo que prepara a nuestro cuerpo para que tengamos una respuesta rápida de lucha o huida, pero ¿cómo lo hace?

El sistema nervioso autónomo se encarga de regular y controlar procesos inconscientes e involuntarios como la respiración, la circulación sanguínea, la digestión, excreción, etc. Este se divide en dos sistemas: el simpático y el parasimpático, los cuales tienen funciones antagónicas. Mientras el simpático prepara al organismo para trabajar de forma intensa y responder rápidamente, el parasimpático, relaja la mayoría de los órganos para recuperar la calma y su ritmo normal. De esta forma, el organismo es capaz de adaptarse a las variaciones del medio interno y externo (como la sudoración, la temperatura corporal o la presión arterial).

Cuando se activa la alarma, el sistema nervioso simpático prepara a nuestro cuerpo para la respuesta de lucha-huida: tensa los músculos, acelera el corazón y la respiración, elimina la sensación de temperatura, la boca se seca, las funciones básicas de mantenimiento como la digestión disminuyen, aumenta la producción de adrenalina y cortisol, etc.

Pasado el peligro, este sistema se apaga, aunque por alguna anomalía en el sistema nervioso central (SNC), puede permanecer encendido, como sucede en el caso de la fibromialgia.

Cambios fisiológicos en la respuesta lucha/huida		
	SN Simpático	SN Parasimpático
Pulmones (respiración)	Aumenta	Disminuye
Corazón	Se acelera	Se ralentiza
Piel (sudoración)	Aumenta	Disminuye
Ojos (pupilas)	Pupilas dilatadas	Pupilas contraídas
Estómago (digestión)	Reduce la actividad	Se activa
Glándulas suprarrenales	Segrega hormonas del estrés (cortisol, adrenalina)	Disminuye los niveles de las hormonas del estrés
Hígado	Libera más glucosa en sangre	Disminuye el nivel de glucosa en sangre
Glándulas salivares (salivación)	Aumenta	Disminuye

Sabemos que el dolor mantiene activado el sistema de alarma de nuestro cuerpo, lo que significa que el sistema nervioso autónomo simpático (SNAS), el que prepara a nuestro organismo para trabajar de forma intensa y responder rápidamente, está más activo que su antagónico, el sistema parasimpático, que se encarga de relajar la actividad de la mayoría de los órganos de forma que el cuerpo recupera la calma y su ritmo normal. De todas las respuestas que regula este sistema, la única en la que podemos influir es en la respiración.

Podemos modificar nuestra respiración de forma voluntaria cambiando la duración de la inspiración y/o espiración además de la retención del aire, el tiempo que lo retenemos, la cantidad de aire que recogemos o expulsamos, la zona donde recogemos el aire o el número de veces que repetimos un ejercicio. Lo que conseguimos es estimular más un sistema, el simpático o parasimpático, en función de nuestro propósito.

Cuando las inspiraciones son lentas y profundas, se desencadena una serie de respuestas fisiológicas que llevan rápidamente a la persona a un estado de relajación más profundo. Así, tomando conciencia de tu respiración, puedes conocer tu estado físico, psíquico y mental. ¿Lo probamos?:

Observa tu respiración para conocerte mejor

Ponte cómoda, adopta una postura confortable y disponte a observar tu respiración durante 2 o 3 minutos. Haremos la respiración normal o abdominal.

Coloca una mano en el abdomen y otra en el pecho. Haz varias respiraciones y observa en cada inhalación y exhalación el movimiento de tus manos, puedes fijarte en lo siguiente:

- Movimientos de las manos en cada inhalación o exhalación.

- Trayecto o recorrido del movimiento.

- Cómo se comportan los órganos y partes de tu aparato respiratorio y cómo se ensancha cada uno o se comprime.

- Mantener los hombros lejos de las orejas.

- Ritmo de la respiración y duración.

- ¿Es suficiente el aire que entra en cada inhalación?

En el capítulo 4, «La caja de herramientas», encontrarás ejercicios en los que la respiración es la protagonista y comprobarás que tiene un papel fundamental para que, de forma voluntaria, puedas cambiar tu estado fisiológico, emocional y cognitivo y veremos la importancia de hacerlo.

El dolor crea tensión

El dolor crea tensión muscular. Cuando se produce un daño, se tensa la musculatura de la zona dañada para evitar el movimiento y así facilitar la curación.

● Pero en el caso del dolor persistente esa respuesta de tensión muscular no solo mantiene el dolor, sino que con el tiempo ayuda a cronificarlo y a incrementar su intensidad. Esto es lo que se llama el círculo de dolor-tensión-dolor. Para romper ese círculo puedes valerte de técnicas de relajación como la técnica de relajación progresiva de Jacobson (véase la herramienta en pág. 97).

● El entrenamiento autógeno de Schultz: Es un método de relajación basado en la percepción de sensaciones que permiten influir en el resto de nuestro organismo. Se basa en concebir a la persona como una unidad funcional, sin separar cuerpo y mente.

● La respiración abdominal (véase página 107).

● El ejercicio físico moderado de forma constante (véase página 118).

● La meditación y el *mindfulness* (véase págs. 109 y 110).

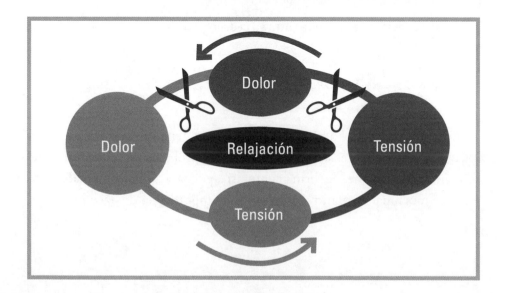

Todas ellas relajan la musculatura, y ayudan a reducir la intensidad del dolor. Como ves, estas son formas conscientes de actuar sobre el sistema nervioso autónomo (SNA), que sirven para revertir los efectos del dolor sobre la tensión muscular.

El dolor se modula

Ronald Melzack y Patrick Wall desarrollaron en 1965 la «Teoría de la compuerta del dolor». Observaron que en la médula hay un mecanismo que inhibe o amplifica las señales de peligro que se dirigen hacia el cerebro. El funcionamiento es parecido al de una puerta. Si está demasiado abierta, la cantidad de señales de peligro que llegan al cerebro será mayor que si estuviera entornada.

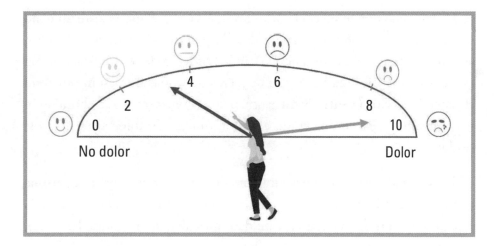

Vieron que habían factores como el ejercicio, la relajación, el pensamiento positivo, el marcarse objetivos… y emociones positivas como la alegría o la esperanza que bloquean la puerta para que las señales de peligro no lleguen al cerebro. También vieron que otros factores como el pensamiento catastrofista, el sedentarismo o la tensión muscular permitían el paso de las señales de peligro hacia el cerebro. De esta manera comprobaron cómo el dolor es modulable dependiendo de distintos factores (véase cuadro de la página 69).

La sensibilización

¿Recuerdas hacerte algún pequeño corte o un rasguño y luego, por increíble que pareciera, todos los golpes y roces que tenías durante el día parecía que daban justo en tu reciente herida?

Realmente no es que te des más golpes de lo normal. Lo que ocurre es que esa zona está más sensible que en otras ocasiones y cualquier roce, que antes no causaba dolor, ahora sí lo hace, o un golpe que podía doler un poco ahora duele mucho más. Esa sensibilización se llama *periférica.* Es un mecanismo de protección que sensibiliza las neuronas de la zona afectada para que estas se activen con mayor facilidad ante cualquier estímulo que pueda ser potencialmente peligroso. De esa forma esa zona queda protegida mientras se recupera. Luego, poco a poco, volverá a los niveles de sensibilización normal.

Esto mismo puede suceder a otro nivel. A veces, cuando existe un daño mantenido en el tiempo o hay un daño o peligro que a nuestro cerebro le parece excesivo, él mismo lleva a cabo el proceso de sensibilización. En este caso, la sensibilidad se extiende a esas neuronas que están por todo el sistema nervioso central y que actúan como sensores y que ahora serán más sensibles a estímulos como el dolor, olores, cambios atmosféricos, ruidos, etc.

Esto se traduce en síntomas muy variados. Puede que ahora a la persona le moleste más la luz, el sol, el ruido, sienta dolor con solo el tacto de la ropa, dolor en todo el cuerpo, debilidad muscular, alteraciones del sueño, cansancio…

La sensibilización periférica o central es un proceso natural.

Cuando el peligro desaparece, los tejidos se recuperan o se supera la patología, la sensibilización vuelve a los niveles normales, siempre y cuando el cerebro valore que ya no es necesario mantener esa protección.

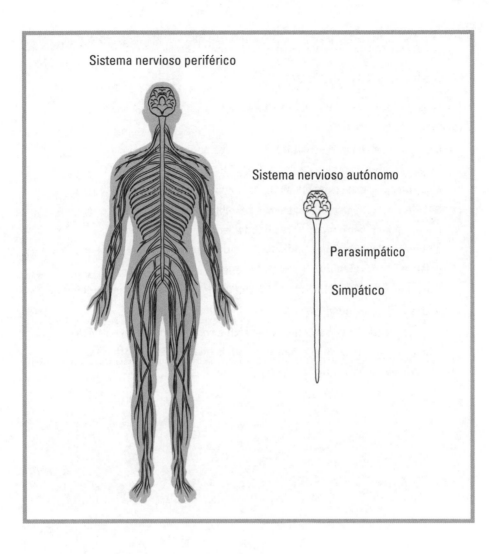

Sistema nervioso periférico

Sistema nervioso autónomo

Parasimpático

Simpático

¿Y si el cerebro sigue viendo peligro?

Entonces, se mantendrá activada la sensibilización central. En ese caso, la sensibilización ha perdido su función protectora y los cambios y alteraciones que se producen en el organismo cronifican el proceso y empeoran los síntomas. Si la situación se mantiene en el tiempo, puede que dé lugar a alguno de los síndromes de sensibilización central. Es el nombre que recibe un grupo de Síndromes y enfermedades con características y procesos comunes.

¿LOS CONOCES?

Los síntomas se suceden

La sensibilización central produce alteraciones y cambios en diferentes sistemas de nuestro organismo:

- Las neuronas son más sensibles a estímulos como el dolor, los fármacos, ruidos y olores, cambios de tiempo, productos químicos, campos electromagnéticos, cambios de tiempo, etc.

- Se altera el sistema inmune, es más sensible, respondiendo de forma inadecuada o inapropiada ante distintos antígenos alimentarios, ambientales (frío, calor, cambios de tiempo), químicos (cremas, detergentes) y físicos (la luz, el ruido).

- Esa hipersensibilidad inmunológica y neuronal altera el sistema endocrino.

- Activa el sistema nervioso autónomo simpático.

- Con el sistema sensorial la persona percibe como doloroso un estímulo inocuo como el roce de la ropa o una caricia (alodinia) o de forma exagerada un estímulo doloroso (hiperalgesia).

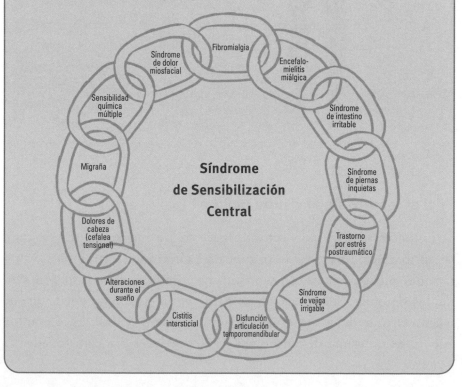

Estos cambios empeoran la sintomatología y salud de la persona y favorecen la aparición de otros síntomas, y así con el tiempo la lista de síntomas será más larga:

✓ Entumecimiento, cefalea, estreñimiento, diarrea, dolor en tórax, palpitaciones, hormigueo, sequedad en ojos y boca, sueño no reparador, insomnio, dolor mandibular ATM, intolerancia al esfuerzo, etc. ¿Te suena esa famosa lista de síntomas asociados a la fibromialgia?

¿Cómo es ahora ese dolor?

- El dolor atribuido al procesamiento del sistema nervioso tiene un comportamiento distinto al dolor relacionado con los tejidos.

- No se encuentra daño en los tejidos o este se ha recuperado pero el dolor persiste.

- Puedes recibir diferentes diagnósticos según el especialista que visites, que justifiquen ese dolor desde su área de conocimiento.

- Con el tiempo sientes que el dolor se agrava y se extiende a zonas cercanas a su núcleo.

- Los movimientos, incluso los más sutiles, infringen dolor.

- Estímulos que antes resultaban dolorosos ahora lo son mucho más (hiperalgesia), y aquellos otros que antes no causaban dolor, como el roce de la ropa en la piel o una caricia ahora sí (alodinia).

- El dolor resulta imprevisible. Duele un día y otro no. Aparece y desaparece sin relación aparente ni comprensible. La intensidad cambia por momentos. La forma de sentirlo también (quemazón, hormigueo, como una puñalada...).

- El dolor resulta muy sensible a las emociones, pensamientos, estado de ánimo, estrés, ansiedad.

- El dolor aumenta con movimientos repetidos y sobrecarga.

Evaluación errónea del cerebro

El cerebro también se equivoca y, como tú misma habrás experimentado, el dolor y otros síntomas no siempre reflejan lo que de verdad sucede en nuestro cuerpo. Él puede hacer una evaluación errónea de lo que sucede en el organismo, es decir, percibe peligro o daño, real o potencial, para el individuo, cuando no lo hay. En el caso del dolor persistente, el síndrome de fibromialgia, el síndrome de fatiga crónica y otros síndromes de sensibilización central, lo que ocurre es que el cerebro está recibiendo mensajes de peligro, incluso si no los hay, y por ello mantiene activada la sensibilización central.

Mi pretensión no es alarmarte, sino que tomes conciencia que los síntomas que aparecen con el paso del tiempo son el resultado de un proceso de sensibilización central que responde a falsas señales de peligro y a un proceso de neuroplasticidad.

> Con tantos años con fibromialgia ya no me alarmo con la aparición de un síntoma nuevo. Solo tengo que descartar que no se trata de una enfermedad diferente. Así que pido hora con mi médico de confianza —uno que conoce muy bien qué es el dolor persistente y los síndromes de sensibilización central—, para descartar que se trate de algo importante y no asociado a la fibromialgia. Si no aparece nada que lo justifique, no sigo buscando. Ambos sabemos que se debe al proceso de sensibilización central y que tengo que trabajar para que la sensibilización disminuya y así mejore ese síntoma.

Neuroplasticidad

La neuroplasticidad es la capacidad de nuestro cerebro de adaptarse mejor al entorno y ser más rápido y eficaz a la hora de responder. Nuestro sistema nervioso cuenta con millones de neuronas que forman redes de comunicación para responder a los estímulos que reciben. Cada estímulo (aprendizaje, conducta, experiencia) modifica esas conexiones, creando otras nuevas. A base de responder igual a un mismo estímulo, el cerebro refuerza su propio aprendizaje formando un patrón. De ese modo nuestro cerebro es más eficaz y rápido a la hora de responder (mismo estímulo = respuesta automática).

Cuando el dolor se mantiene en el tiempo, se producen cambios en nuestro cerebro que perpetúan el dolor inicial y pueden mantenerse después de que sane la lesión que desencadenó el dolor y, a largo plazo, incluso agravarlo. Es decir, a base de repetir la misma respuesta ante estímulos dolorosos, el cerebro los automatiza y se hace más eficaz produciendo dolor de manera automática. Es como esa melodía que un día aprendiste y que ahora no deja de sonar en tu cabeza. Pero no temas, lo importante es que esos cambios son reversibles. Si decido cambiar cómo respondo a un estímulo por otra forma de responder, y la mantengo, el cerebro, con ese nuevo aprendizaje va desaprendiendo la respuesta anterior, es decir, cada vez me costará más responder como lo hacía en el pasado.

Con ello quiero decir que si no somos conscientes de cómo respondemos a las señales de dolor, nada puedo cambiar: el dolor se mantendrá porque mi respuesta no ha variado, reforzando así un patrón de respuesta (dolor), cada vez más rápido e incluso más intenso.

CAPÍTULO 3

La fibromialgia

Levanta la cabeza y grita al mundo que tú puedes,
que el sufrimiento no hundirá tu barco
y navegarás con serenidad a tu destino favorito.

—Masé Balaguer

Entender el síndrome de fibromialgia resulta más fácil cuando ya conoces el mecanismo del dolor, sabes diferenciar el agudo del persistente sin lesión o causa objetivable que lo justifique, y comprendes que la sensibilidad central mantenida y la neuroplasticidad no solo perpetúan el dolor, sino que también lo agrava y dan lugar a la aparición de nuevos síntomas.

La suerte es que gracias a la neurociencia del dolor ahora conoces factores que modulan la experiencia del dolor y, si eres consciente de cómo está respondiendo tu cuerpo y mente a esa experiencia, puedes cambiar algunas respuestas por otras que ayuden a reducir los síntomas. Recuerda lo que hemos hablado de la neuroplasticidad.

Así que el objetivo de este capítulo no es tan solo conocer algo más de esta enfermedad, sino explorar cómo es tu dolor, en qué momentos aumenta o disminuye, qué factores pueden haber detrás de esos cambios como actividad sostenida, cargas físicas, preocupación, miedo, ansiedad, factores emocionales, pensamientos catastrofistas, falta de actividad física, posturas mantenidas, estrés, etc.

Lo interesante es que reconozcas cómo es tu dolor de la forma más objetiva posible, sin juicios ni valoraciones, que explores sobre tus límites, que identifiques factores que modulan los síntomas, que te cuestiones cómo sientes, vives y afrontas la enfermedad y si la forma de hacerlo te ayuda o te alejan de tu propósito de sentirte mejor.

La importancia de conocer la fibromialgia

Comprender la naturaleza y el comportamiento de la fibromialgia, conocer los factores que influyen y modulan los síntomas o entender la importancia de aplicar un tratamiento multidisciplinario ayuda a ser más efectivo en la autogestión y eso genera confianza y abre la puerta a la esperanza de recuperar bienestar y calidad de vida.

¿CUÁNTO SABES SOBRE FIBROMIALGIA Y DOLOR?

- ¿De dónde procede la información? ¿Su procedencia es fiable?

  _____

  _____

- ¿Cuáles son tus miedos? ¿Cuál es su origen?

  _____

  _____

- ¿Qué herramientas conoces para gestionar el dolor, la fatiga y otros síntomas?

  _____

  _____

- ¿De qué conductas te vales para evitar el dolor, la fatiga y otros síntomas?

  _____

  _____

> **La desinformación sobre la fibromialgia y el dolor persistente trajo a mi mente miedos y creencias que obstaculizaban cualquier tratamiento y posibilidad alguna de progreso.**

El conocimiento capacita a la persona para gestionar su salud y vida de manera exitosa:

1. Desmonta creencias que pueden ser un obstáculo en el abordaje de cualquier enfermedad.

2. Ofrece una visión clara de lo que sucede, de lo que puedes o no hacer y del cómo, lo cual favorece una actitud positiva y esperanzadora en la persona, porque la empodera y genera en ella confianza en la autogestión del dolor y demás síntomas.

3. Proporciona herramientas útiles y eficaces, lo que, junto con lo dicho anteriormente, conduce a la persona a la acción.

Algunos datos

- La fibromialgia la sufren más personas de lo que nos pensamos. No conoce de nacionalidad, sexo, raza, nivel cultural, estado social o económico.

- En España alcanza alrededor de 1.100.000 de afectados, el 2,4 % de la población adulta. Esta cifra no contabiliza a las personas que están esperando el diagnóstico —esta tarda entre 2 a 5 años-, o aquellas otras que reciben un diagnóstico erróneo.

- Los estudios indican que la prevalencia es mayor en la población femenina (66 %-68 % mujeres; 32 %-40 % hombres), y aunque la media de edad se sitúa entre los 34 y 57 años, también la sufren niños, adolescentes y ancianos.

- A pesar del coste económico que supone esta enfermedad en el plano social, laboral, sanitario, de Seguridad Social, etc., y siendo además el segundo diagnóstico más común en las consultas de reumatología, con una prevalencia mayor que otras enfermedades que también cursan dolor como la esclerosis múltiple, artritis reumatoide o epilepsia, la fibromialgia es la que menos atención y recursos recibe, en todos los niveles —el sanitario, el social, el económico y qué decir cuando nos referimos a la investigación. Más aún, esta enfermedad es de las nombradas la que tiene peor opinión a nivel social y entre profesionales de la salud. La explicación para mí está en el desconocimiento absoluto de esta enfermedad y el poco interés por conocerla.

Es interesante saber que...

- El Día Internacional de la Fibromialgia se celebra el 12 de mayo.

- El término fibromialgia significa dolor en músculos, ligamentos y tendones.

- La fibromialgia es una enfermedad, reconocida oficialmente y, aunque fue registrada como afección reumática, actualmente es la neurociencia la que puede ofrecer respuestas sobre este tipo de dolor, mecanismos que lo origina y tratamiento.

- A pesar de que el dolor de la fibromialgia se define como musculo esquelético, y tú lo percibas así, este dolor nada tiene que ver con tus tejidos, ni con un daño en ellos. Se debe a una alteración en el SNC de la percepción del dolor, modulación o transmisión, lo que explica que ese dolor sea generalizado, persistente, difuso, sin patología que lo justifique.

Generalmente, este síntoma viene acompañado de fatiga extenuante, sueño no reparador y alteraciones cognitivas y en muchos casos, se suman otros que están asociados a esta enfermedad. Se han contabilizado alrededor de cincuenta, diferentes. Por eso quizá escuches con frecuencia el nombre de «Síndrome de fibromialgia» para referirse a esta enfermedad.

> **Problemas digestivos, cefalea tensional, migraña, síndrome de piernas inquietas, sequedad de ojos y boca, hipersensibilidad sensorial, problemas en la piel, colon irritable, fenómeno de Raynaud, parestesias, depresión, etc.**

Debes tener en cuenta que el hecho de que tengas fibromialgia no te exime de sufrir otras enfermedades que pueden aparecer a lo largo de nuestra vida, bien sea por razón de edad, calidad de vida, genética, etc.

Los síntomas

Escuchaba contar a otras personas que una simple caricia o el roce de la ropa les producía dolor. A mí eso no me pasaba. Podía darme un golpe y sentía que su intensidad era proporcional al golpe, pero en cambio, era capaz de sentir un dolor profundo e insoportable sin razón alguna y difícil de explicar: dolían las uñas, la sangre, la raíz del pelo o sentía fuego o corriente eléctrica corriendo por el interior de la columna. Escuchaba a personas quejarse de insomnio o dificultad para dormir, en cambio yo, caía dormida con solo tocar la sábana, si bien, me despertaba cada hora y media y me levantaba peor que me acostaba. Esas y otras diferencias en los síntomas me hizo pensar que se habían equivocado en mi diagnóstico.

> **Los síntomas me despistaron, hasta el punto de pensar que el diagnóstico era erróneo. Por eso, te invito a que los conozcas bien.**

El dolor

El dolor de la fibromialgia, como he dicho anteriormente, no está asociado a ningún daño o lesión, así que seguir buscando su origen en articulaciones, huesos, tendones, músculos, etc., solo añade más sufrimiento.

Puede que sientas dolor persistente, de pies a cabeza, difuso, y que respondas de forma exagerada a estímulos dolorosos *(hiperalgesia)* o, como en mi caso, en puntos predeterminados *(tenderpoints),* y en cambio apenas sufras *alodinia* (respuesta de dolor a un estímulo no doloroso como por ejemplo sentir dolor al contacto de una prenda de vestir).

A lo largo del tiempo, época o momento la percepción dolorosa puede ser más general, con persistencia en algunas partes del cuerpo, o más concreta en otras. Además, el dolor es desigual y variable. Durante el día, el dolor también puede cambiar de lugar e intensidad. Por regla general, es más intenso por las mañanas, moderado a lo largo del día y empeora por la tarde y noche.

¿Cómo es tu dolor?	
Cuándo siento más dolor:	Empieza:
☐ Al despertar/ levantarme ☐ Por la mañana ☐ Por la tarde ☐ Por la noche ☐ Estirada/de pie/sentada ☐ Cuando cargo peso	☐ De repente ☐ Poco a poco ☐ Después de... **Está presente:** ☐ Siempre ☐ Depende del día ☐ Va y viene ☐ Después de...

También puedes sentir que tu dolor es mayor cuando aumentas el nivel de actividad, cargas físicas, posturas mantenidas, estrés, factores psicológicos, cambios de tiempos, presión atmosférica, etc.

En cambio, puedes percibir mejora cuando llevas una vida activa, practicas ejercicio físico moderado, tu alimentación es saludable, reduces el estrés y la ansiedad, tienes una actitud positiva, realizas actividades de refuerzo gratificantes, etc.

Revisa con atención la lista de factores que inhiben o estimulan el dolor que aparecen en el siguiente cuadro.

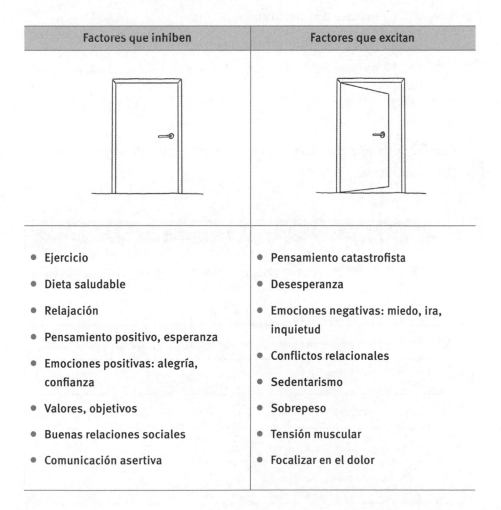

Factores que inhiben	Factores que excitan
• Ejercicio	• Pensamiento catastrofista
• Dieta saludable	• Desesperanza
• Relajación	• Emociones negativas: miedo, ira, inquietud
• Pensamiento positivo, esperanza	
• Emociones positivas: alegría, confianza	• Conflictos relacionales
	• Sedentarismo
• Valores, objetivos	• Sobrepeso
• Buenas relaciones sociales	• Tensión muscular
• Comunicación asertiva	• Focalizar en el dolor

Observa cuándo la percepción del dolor cambia e intenta encontrar algún factor que lo motive.

Mi dolor mejora cuando:

☐ Tomo medicación

☐ Me relajo

☐ Hago algo que me gusta

☐ Descanso

☐ Reduzco la actividad diaria

☐ Practico ejercicio: yoga/qi gong o chi kung/etc.

☐ Después de...

Confecciona una lista con acciones o estrategias que al practicarlas te hagan sentir mejor.

¿QUÉ HAGO PARA SENTIRME BIEN?

_____

_____

_____

_____

_____

Aquí te dejo una lista de estrategias que ayudan a contrarrestar el dolor o echa un vistazo al glosario de «La caja de herramientas»:

Estrategias para mejorar mi dolor
• Practicar actividad física
• Mantenernos activos
• Relajar la musculatura
• Hacer estiramientos
• Tener buenos hábitos de sueño
• Practicar hábitos posturales correctos
• Organizar actividades y tiempo
• Llevar una alimentación saludable
• Restablecer valores
• Marcar objetivos
• Practicar la escucha activa
• Practicar la comunicación asertiva
• Hablarnos con respeto y de forma positiva
• Detener pensamientos negativos
• Practicar el pensamiento positivo
• Gestionar las emociones
• Ser resolutivos ante los problemas

Cansancio o fatiga extenuante

Puede llegar a ser más incapacitante que el dolor y, cuando es intenso, un pequeño movimiento puede dejarte sin aliento. La fatiga como síntoma de la fibromialgia, a diferencia de la fatiga crónica ME/SFC (encefalopatía miálgica/síndrome de fatiga crónica) mejora con el reposo.

Trastornos del sueño

Se refiere tanto a la dificultad para coger el sueño, como a despertares continuos durante la noche o un sueño no reparador. Sea como sea, al despertar, te sientes más cansada que cuando te fuiste a dormir.

Alteraciones cognitivas

En la fibromialgia nos referimos a ellas como «fibroniebla». Son síntomas que acompañan al dolor persistente como consecuencia de la función que tiene este de distraerte para captar tu atención (recuerda lo que vimos en el apartado «Relación del dolor con las alteraciones cognitivas)». Por eso, cuanto más intenso es el dolor más cuesta mantener la atención, concentrarte, retener información o procesarla. Así, recordar nombres, hechos o encontrar palabras en una conversación, es tarea imposible. Esto crea angustia, inseguridad, miedo, afecta al desarrollo de tareas y al rendimiento laboral y termina por mermar la autoestima de la persona.

Cuando la intensidad del dolor desciende, mejora esa parte cognitiva.

Soy consciente de lo difícil que es para una persona que no la ha sufrido entender qué es la fibroniebla porque ¿quién en algún momento de su vida no ha vivido episodios de despiste, de no recordar el nombre de una persona, de olvidar qué comí para almorzar…? A eso se le puede llamar despiste, falta de atención, olvidos sin importancia, cansancio mental, pero no fibroniebla.

La fibroniebla hacía que me sintiera mal, insignificante, inculta y tonta delante de los demás. Aunque me esforzaba en leer el diario, el diccionario o hacer resúmenes de todo para no parecer tan lerda, no conseguía que mi memoria mejorara. La verdad, es que es más sencillo que todo eso.

La memoria, la atención y la concentración mejoran cuando descienden los niveles del dolor, de ansiedad, de preocupación o de estrés. En el capítulo de «La caja de herramientas» encontrarás estrategias que pueden ser de gran ayuda.

LA FIBRONIEBLA ES:

- Necesitar a alguien que te nombre los productos de aquello que quieres comprar o que te ayude cuando pagas en efectivo o te tienen que devolver el cambio

- No comprender un texto inteligible para un niño de 10 años

- No terminar las frases, porque te pierdes

- Tener que hacer una suma de 2 dígitos con los dedos

- Sentirte incapaz de seguir una conversación sencilla o de cocinar una receta de más de 5 ingredientes

- Y por supuesto no recordar nada anterior a los últimos 5 minutos.

Fibromialgia y otras enfermedades

Que tengas fibromialgia no te exime de padecer otras enfermedades, por edad, genética, estilo de vida, etc. Por lo tanto, la fibromialgia puede presentarse sola o coexistir en el tiempo con otras patologías. En este caso, esto influirá en la experiencia del dolor y en la evolución de la fibromialgia. Deberá recibir el tratamiento adecuado además de seguir tratando la enfermedad.

Evolución

La fibromialgia por sí sola no es degenerativa ni causa lesiones físicas o mentales y tampoco empeora con la edad.

Tiene una evolución variable y a pesar de que la remisión completa o sostenida según Forseth y Gran (2002) es insólita, es posible que con el paso del tiempo experimente cierta mejoría, si bien esta se debe a la experiencia que la persona va adquiriendo en el manejo de la enfermedad, y al conocimiento y la conciencia de sus propios límites.

Hay que tener presente que la existencia de enfermedades concomitantes puede hacer más difícil esa mejora y que determinados estados emocionales, como el estrés, la depresión o la falta de actividad física, el esfuerzo físico mantenido, alteraciones del sueño, entre otros, empeoran esta afección.

Su evolución depende también de:		
Afrontamiento activo/pasivo		Nivel de conocimiento (fibromialgia, dolor, estrategias de afrontamiento) y autoconocimiento
Tiempo de espera del diagnóstico	Concurrencia con otras enfermedades	La estrategia de abordaje

Como ves concurren muchos factores biológicos, físicos, sociales, psicológicos, recursos y habilidades de afrontamiento, entre otros muchos, que hacen que cada fibromialgia sea diferente.

¿QUÉ HACE QUE CADA FIBROMIALGIA SEA DIFERENTE?

- La variedad de síntomas asociados a la enfermedad
- La concurrencia simultánea con otras enfermedades
- Cómo percibe y afronta cada persona la enfermedad
- Recursos que dispone para afrontarla
- El apoyo y la comprensión de su entorno
- Su situación familiar, personal, económica, laboral

Tratamiento

No existe tratamiento que cure la fibromialgia. Por ello, los tratamientos van dirigidos a mejorar los síntomas como el dolor, la calidad del sueño, alteraciones psicológicas y a aumentar la funcionalidad y los niveles de actividad de la persona.

Los tratamientos por sí solos tienen baja efectividad. Lo idóneo es crear una estrategia de abordaje que además del tratamiento farmacológico, incluya medidas educacionales, como lo es este libro, terapia nutricional, acondicionamiento físico, abordaje psicológico y otros tratamientos considerados complementarios-alternativos, que cuentan con el aval de la comunidad científica pues han demostrado mejora en algunos síntomas.

De hecho, hay estudios científicos que evidencian la alta eficacia del tratamiento multidisciplinario, en el que combina estrategias psicosociales y físico sanitarias, de manera que de forma conjunta trabajan cuerpo y mente para conseguir de manera progresiva que la persona mejore su estado general y funcional, su calidad de vida y, además, proporciona a la persona recursos por el manejo de la dolencia que le ayuda en la prevención de recaídas y a conseguir un alto nivel de autocontrol y eficacia.

Con ese objetivo, en el siguiente capítulo te mostraré algunas de las muchas estrategias y habilidades que he practicado y te pueden ser muy útiles y que puedes practicar en tu día a día.

CAPÍTULO 4

La caja de herramientas

Anulaste mi vida, la tornaste monocolor,
deseé el poder de mover las manecillas
del reloj para volver atrás.

Te odié, te maldije siempre que emergías.

Nació el día en que comprendí,
que no me desharía de ti, era una lucha perdida,
teníamos que conocernos, convivir juntos.

Y floreció en mi corazón la esperanza,
que coloreó de tonos azules mi existencia,
descubriendo una versión de mí con mucho que aportar.

—Masé Balaguer

A estas alturas ya sabrás que el dolor persistente, sobre todo, pero también otros síntomas de la fibromialgia, son modulables y que, además, contamos con recursos a nivel físico, cognitivo o emocional que nos permiten moldearlos. Está en nuestra mano conseguir cambiar algunas conductas que no nos ayudan respecto al dolor por otras más adaptativas. También depende de nosotros aprender y desarrollar habilidades, que por lo general no solo alivian la sintomatología, sino que reportan bienestar y calidad de vida.

Conozco casos de personas diagnosticadas de fibromialgia o de fatiga crónica que apenas tienen síntomas y que no es que partieran de un estado mucho mejor que el tuyo. Todas ellas, de una forma u otra, comprendieron que las respuestas estaban en su interior y ello requería un ejercicio de reflexión y autoconocimiento, primero, para después poder desarrollar su capacidad de autorregulación, es decir: aprender a responder en lugar de reaccionar. Despertaron su conciencia para ser capaces de parar antes de agotarse, de cuidar sus cuerpos, mentes y almas, de reorganizar las prioridades de sus vidas y de cambiar hábitos, costumbres y conductas que no les ayudaban a avanzar, porque comprendieron que nosotros mismos somos los responsables de las decisiones que tomamos.

Me di cuenta de que si disminuía el nivel de dolor que percibía, sentía que otros síntomas también mejoraban. Actualmente el único síntoma que aún perdura es el dolor, siendo su intensidad baja. Lo siento algunos días, no todos, en momentos concretos como al despertar, o al levantarme de una silla, y en lugares muy localizados, como manos y plantas de los pies. Cuando siento que algo varía como la duración, la intensidad, o cambia de lugar, el cómo lo percibo, etc., me pregunto ¿qué he hecho diferente? o ¿qué parte de mi rutina para mi autocuidado he abandonado? Siempre encuentro la respuesta, asumo mi responsabilidad y retomo mis prácticas diarias.

Es cierto que el dolor persistente tiene un comportamiento impredecible y que son numerosos los factores que influyen en la gestación del dolor, algunos incontrolables como cambios de tiempo, factores ambientales, etc., pero muchos otros dependen de nosotros. Estos pueden ser hábitos, pensamientos, emociones, conductas, respuestas etc. Es decir, como en toda enfermedad, su evolución se verá condicionada por factores, algunos ajenos a nosotros y otros como los físico-psíquico-sociales sobre los que sí podemos trabajar.

En este apartado he aunado herramientas y recursos que he ido practicando en diferentes etapas del proceso y que me han ayudado no solo a aliviar algunos síntomas, sino también a mejorar mi estado de salud física, cognitiva y emocional y a ganar calidad de vida.

Dado que cada individuo tiene sus circunstancias, particularidades y vive y siente la enfermedad de formas diferentes, te avanzo que no hay una forma de abordar estos temas que sea la misma para todos. Cada persona tiene sus tiempos y su ritmo en el proceso y diferentes respuestas necesarias para mejorar su salud. Con esto me refiero a que tú sabes lo que te gusta, lo que te sienta bien, cuáles son tus límites y hasta dónde puedes llegar. Te pido que explores y que te conozcas bien. Si te dicen, por ejemplo, que el yoga va muy bien, pero lo que te gusta es la natación, practica la natación, porque ante cualquier contratiempo abandonarás el yoga.

Conozco muchas personas responsables de su salud que quieren encontrarse bien y dedican todo el tiempo que el dolor y la fatiga les permiten a practicar todo aquello que va bien para mejorar los síntomas. Pero no por realizar tantas, vas a estar mejor.

> Conversando con una amiga, esta se quejaba de la falta de tiempo para dedicarse a ella. Atónita, exclamé: «¡Pero si sé que haces aquagym, estiramientos, meditación! Eso es tiempo para ti». A lo que me respondió: «Sí, pero esas actividades no me gustan». «¿Y por qué las haces?», le pregunté. «Porque me las aconsejaron para aliviar mi dolor». Le pregunté entonces, si notaba mejoría en su dolor, cosa que dudó, pues el esfuerzo por mantener tanta actividad no se reflejaba en una mejora notable. «¿Qué te gusta hacer?» Pregunté. «Me gusta nadar y pintar, pero no me queda tiempo para practicarlo».

Lo importante es saber en qué te puede ayudar esa herramienta y para qué. Conócelas. Explora, cuantas más veces pruebes más posibilidad tienes de encontrar alguna que te motive de verdad. Si te gusta nadar, como le gusta a mi amiga, hazlo; además de ayudarte a mejorar tu condición física, estás haciendo algo que te gusta, y solo eso es suficiente para bajar la intensidad del dolor.

Herramientas, habilidades y estrategias

Después de las anteriores páginas de teoría, ha llegado el momento de llevarlo a la práctica, juntas. Vamos a ver herramientas, habilidades y estrategias con las que valerte para gestionar el dolor persistente y síntomas de la fibromialgia como la fatiga, la calidad del sueño, la ansiedad, el estrés y otros y, además, poder recuperar las riendas de tu vida.

Estas no son mágicas ni esotéricas ni tampoco sustituyen a ningún tratamiento prescrito por profesionales. Las que te presento aquí están avaladas por la ciencia y es posible que hayas practicado algunas, pues se aplican para el cuidado de la salud general a nivel físico, psicológico o conductual. Además, iré comentando en qué y de qué forma me han ayudado.

De la mayoría, he hecho mi propia versión para que su práctica me resulte grata, cómoda y beneficiosa. Ahora, te animo, para que seas tú quien encuentres aquellas que te vayan bien y, si lo crees necesario, adáptalas a ti.

Son sencillas, aunque no fáciles.

> Sonreír es sencillo, lo difícil es sonreír en pleno brote.

No hay herramientas acertadas o erróneas

Con frecuencia aquellas herramientas que han resultado eficaces y útiles a una persona para otras no lo son. Recuerda que cada persona es un mundo y cada fibromialgia es diferente.

También es cierto que quizá en una ocasión te puedan resultar útiles y en otro momento puede que no lo sean tanto, porque todo cambia: nosotros, las circunstancias, necesidades, expectativas… Lo que importa es que conozcas cuantas más opciones mejor para poder elegir la herramienta más eficaz en cada momento.

> ······ **RECUERDA:** ····························
>
> *El cuerpo funciona como un todo, así que cuando trabajas tu parte física, a su vez estás actuando también en el plano cognitivo, emocional y conductual. Cuando practicas ejercicio, puedes notar, entre otros beneficios, cómo desciende el ruido mental, mejora tu estado de ánimo y todo ello repercute en tu enfoque de la realidad y, por lo tanto, en tu respuesta (conducta). Tú misma lo podrás comprobar cuando empieces a practicar.*

Lo primero: Saber qué quieres conseguir

Conozco a personas que emplean el día entero o muchas horas a practicar herramientas que realmente les deberían aliviar el dolor y otros síntomas y, sin embargo, no consiguen ese efecto. Esto se debe a que no conocen el porqué de esa herramienta ni tienen un «para qué».

- Si sé que el dolor tensiona mi musculatura y, cuanto más tensada esté, tendré más dolor, buscaré una herramienta que me ayude a destensionarla.

- Si mi dolor me resta capacidades para hacer mis tareas y eso baja mi autoestima, trabajaré la autoestima.

- Si mi dolor hace que sea más lenta y por ello no llego a todo, revisaré mi rutina y organizaré el tiempo de forma más eficaz.

- Si mi dolor me causa tristeza, trabajaré para contrarrestarla: me esforzaré en sonreír, escucharé música alegre…

No se trata de hacer por hacer, sino de saber qué efectos tiene el dolor en mí, en mis pensamientos, en mis emociones, en mi estado físico… y revertirlo, hará que me sienta bien a la vez que modulo el dolor.

El secreto para que estos ejercicios den resultado

Con simplemente practicar los ejercicios de este libro no mejorará tu salud de la nada. Para obtener los resultados deseados, debemos armar una estrategia que mantenga el equilibrio entre todos los planos (el físico, el mental, el emocional y el espiritual), pero el secreto realmente estará en que los ejercicios que conformen esa estrategia adquieran la condición de hábito.

> Desaprender hábitos nocivos
> es muy necesario para una buena salud física y mental.
> Pero aprender hábitos nuevos
> es esencial para conseguir tus propósitos en la vida.
>
> —Masé Balaguer

Aprender un nuevo hábito es más fácil que cambiarlo

Imagina un lugar que nadie haya transitado y trazamos un recorrido. Imagina que cada vez que caminamos por él dejamos una huella. Si repetimos ese trayecto una y otra vez, la huella será tan profunda que ni el tiempo podrá borrarla. Así es como vamos adquiriendo un hábito nuevo.

Cuando aprendemos algo, en nuestro cerebro se van creando nuevas conexiones neuronales que, a base de repetir, se van fortaleciendo de tal modo que la respuesta termina por automatizarse. Cambiar un hábito supone un nuevo aprendizaje y un esfuerzo para nuestro cerebro, que ya tiene aprendida una respuesta. Esta es la razón por la que intentará «sabotearte» para que abandones el nuevo hábito.

El secreto está en la repetición.

¿Por dónde empiezo?

Puede que pienses que para mejorar ciertos síntomas necesitas hacer algo de ejercicio, cambiar tu alimentación, trabajar las emociones o bajar tu nivel de ansiedad. Bueno, está bien. Puedes empezar por ahí. Aunque la experiencia me ha demostrado que, para mejorar los síntomas de la fibromialgia hay que mantener un equilibrio entre los planos físico, cognitivo y mental.

Todo está conectado. Cuando practico ejercicio, mi mente y plano emocional también se benefician. Mi consejo es que empieces por practicar ejercicios que sean de tu agrado y los incorpores a tu rutina. Una vez los tengas integrados, puedes ir añadiendo otros.

En mi rutina

Hay quien me dice que lo que propongo implica mucho tiempo y ni disponen de él, ni de energía suficiente para llevarlo a cabo. No es cierto. Lo que sugiero es hacer las cosas de otra manera; por tanto, el tiempo que tengas que dedicar será parecido. Lo que cambiará serán los resultados. Lo que lleva tiempo es aprender a hacer algo de forma diferente. Por eso los cambios deben hacerse poco a poco.

La mayoría de las herramientas puedes incorporarlas a tu rutina y practicarlas en el momento que lo necesites o hayas programado. No requieren demasiado tiempo.

.... **RECUERDA:** ....

Tú eres el gestor de tu vida y eres quien dispone los tiempos.

Baja el volumen de tu dolor

Hay factores que modulan el dolor y, por lo tanto, si actúo en aquellos en los que tengo la capacidad de cambiar, la percepción de mi dolor también cambiará. Si los días de lluvia siento más dolor, no puedo hacer nada para que deje de llover, pero si observo que esto influye de forma negativa mi estado anímico, emociones, pensamientos, cambios en la rutina, etc., empeorando el dolor, puedo decidir cambiar las respuestas y, por ende, la percepción de mi dolor cambiará.

El cerebro como medida de protección, además de activar el dolor, pone en marcha otros mecanismos —biológicos, físicos, emocionales y cognitivos necesarios para poder responder a una amenaza. Si eres consciente de estos cambios, puedes revertir aquellos que aumentan tu dolor y empeoran otros síntomas, actuando de forma consciente en el plano físico, emocional y cognitivo para revertir los efectos. Aquí te dejo unos ejemplos de cómo el dolor tiene efectos en diferentes planos:

- Desata emociones desagradables, así que conocerlas y aprender a gestionarlas de forma inteligente es fundamental.

- Desencadena conductas y comportamientos (algunos pueden acrecentar el dolor).

- Genera pensamientos que inducen al catastrofismo, pesimismo, etc., afectando a nuestro enfoque sobre la realidad y a cómo respondemos a ella.

✓ Participa en tu salud

Recomponer tu vida

Personalmente, la fibromialgia me desmontó la vida por completo: acababa de ser mamá, mi gran ilusión, y apenas podía con mi alma; ¿cómo iba a cuidar a mi hija si no era capaz de ocuparme de mí misma? ¿Podría mantener mi trabajo? ¿Con ese despiste y memoria de pez, sobrevenido, quién me querría contratar? ¿Hasta cuándo estaría mi pareja con una lisiada?

Algo que caracteriza a la fibromialgia es que te quita la vida, como la has entendido y vivido hasta ahora. Tu vida se llena de pérdidas. Pierdes aquello que para ti era importante y quizás aquello por lo que te has sacrificado y luchado… digamos que te deja a la deriva. Pierdes la persona que eras, dejas de reconocerte: «Ese no es mi cuerpo, y mi mente nunca ha estado tan espesa, vacía y confusa como ahora». Sientes tristeza por todo lo que has tenido que abandonar, y miedo por lo que está por venir: «¿Por qué tiene que pasarme a mí?».

La fibromialgia tiene un gran impacto en la persona y en todas las áreas de su vida, de tal modo que ningún tratamiento que aborde el manejo de la fibromialgia funcionará si antes la persona no supera el duelo, recupera su identidad, su autoestima y su capacidad para manejar su vida.

En este apartado te propongo reflexionar sobre las cosas que son importantes en tu vida, aquello que te empuja a levantarte cada día, lo que te motiva a seguir hacia adelante y a establecer prioridades. A partir de ahí se pueden marcar objetivos, que será otro de los ejercicios.

SOBRE LA AUTOESTIMA

La autoestima o estima de uno mismo es la valoración o juicio que uno siente y hace de sí mismo y comprende aspectos físicos, psíquicos, capacidades y cualidades. Es un valor que te das a ti misma, algo que varía según la situación o circunstancia y la crítica positiva o negativa que te haces a ti misma.

Por lo tanto, la estima que tengas de ti te condiciona en todo lo que haces, en la forma de relacionarte contigo y con los demás, en cómo te expresas, en la toma de decisiones, en tus actitudes, en tu conducta, en la prosecución y alcance de los objetivos… Es decir, nuestra forma de pensar, de sentir y de actuar depende de nuestra autoestima.

No te preocupes, mi autoestima era nula. En diferentes apartados de esta caja de herramientas encontrarás algunos ejercicios que te ayudarán a recuperar esa autoestima para poder conseguir todo lo que te propongas.

Herramienta: VALORES

Los valores son aquellas cuestiones o cosas que para ti son importantes en la vida. Lo que le da sentido, lo que te motiva a seguir hacia adelante. Vale la pena reflexionar sobre ello, porque con la enfermedad (el dolor, la fatiga, la angustia, el desánimo, etc.) es posible que no le hayas dedicado el tiempo o la atención suficiente.

Actuar y vivir conforme a ellos te hace sentir bien contigo misma, realizada, feliz. Estos valores pueden ser desde la familia, la salud, el trabajo, el ocio, los amigos, los estudios… hasta la valentía, la gratitud, la felicidad, el respeto, la independencia, la justicia, el optimismo, la fidelidad, la bondad, el perdón, la solidaridad, el éxito… Con el tiempo los valores cambian y el significado que le das también.

Ahora te pido que escribas 4 valores/cosas importantes para ti y el significado que tienen.

Valor 1	Valor 2

Valor 3	Valor 4

A título de ejemplo, estos fueron dos de mis valores, y lo que significaban en ese momento para mí:

- La salud: llevar una vida sana, cuidar mi cuerpo físico, mental y emocionalmente.

- Sentirme bien: estar bien conmigo y con los demás, saber disfrutar de los momentos, de la vida, vivir en modo «Atención Plena».

Cita una situación diaria en la que esté presente ese valor.

● Valor 1 _____

● Valor 2 _____

● Valor 3 _____

● Valor 4 _____

Haz una lista de 5 acciones por cada valor para hacerlos presentes en tu día a día.

Acciones-Valor 1	Acciones-Valor 2
1.	1.
2.	2.
3.	3.
4.	4.
5.	5.

Acciones-Valor 3	Acciones-Valor 4
1.	1.
2.	2.
3.	3.
4.	4.
5.	5.

Este ejercicio te ayudará a focalizar y a dedicar tu energía en las cosas que para ti son importantes. Tenerlos presentes te ayudará a regresar a ellos cuando la costumbre, los hábitos o las gratificaciones inmediatas te hagan actuar de forma opuesta a tus valores.

Herramienta. OBJETIVOS

Te voy a pedir que a partir de hoy los objetivos sean una constante en tu vida. Basta que te marques uno y cuando lo superes te marques el siguiente, porque soy de la opinión de «quien apunta a dos patos, no caza ninguno».

A continuación, escribe aquello que te gustaría conseguir. Por ejemplo: «salir a andar», «sentarme a meditar», «comer tres piezas de fruta al día». Aunque te parezca sencillo supone un reto cuando no son parte de tus hábitos.

EJERCICIO

- Mi objetivo es _____

_____

_____

_____

Para que el objetivo no acabe siendo un deseo debes definirlo bien.

- Empieza _____ Termina _____

- Ahora, concreta un poco más. Por ejemplo, ¿qué quiero conseguir? ¿Cómo lo haré? ¿Dónde? ¿Con quién? ¿Cuándo?

_____

_____

_____

_____

EJERCICIO

- Los objetivos tienen que ser medibles, para ello exprésalo en tiempo, dinero, frecuencia, distancia, etc. Responde a: ¿en qué momento lo haré?, ¿con qué frecuencia?, ¿cuántas veces a la semana/día?

_____

_____

_____

_____

- Los objetivos requieren superación, esfuerzo y vencer desafíos, pero a la vez deben ser alcanzables y realistas para no causar decepción o frustración. Responde a: ¿se adapta a la realidad o contexto actual? Apunta de qué recursos dispones, situación, estado de la persona...

_____

_____

_____

_____

- A veces no se consiguen, porque el objetivo que nos proponemos realmente no es tan importante para nosotros. Responde a: ¿es importante para mí?, ¿por qué?

_____

_____

_____

_____

Vuelve a casa

Las sensaciones físicas como el dolor y la fatiga me alejaron de mi cuerpo, no las quería sentir. Esta era una respuesta lógica, pues no conocía otra; la había aprendido de mis padres, de mis abuelos, de los médicos, de la sociedad, en general… Si te paras a pensar, hoy en día existe un medicamento para cada dolor. Para el dolor de cabeza, para el dolor muscular, para el dolor de estómago… Es una forma fácil y rápida para dejar de sentir y seguir con tu atareada vida. La mayoría de las veces esos dolores desaparecen cuando bajamos el ritmo y los niveles de estrés y de ansiedad. Pero cuando hablamos de dolor persistente tenemos que buscar otras fórmulas, porque la medicación tiene efectos secundarios que terminan menoscabando tu salud y, a largo plazo, tiene el efecto placebo que hará que necesites aumentar la dosis para calmar el dolor.

Por otro lado, sentir tu cuerpo tan dolorido, notar que no responde al movimiento y que hasta el respirar te deja exhausta, hace que termines odiándolo, aparecen sentimientos de ira, de odio, de frustración, pues es un cuerpo que no reconoces y que no lo sientes como tuyo. Es como estar atrapado en un cuerpo de anciano y no saber cómo escapar de él.

En este apartado te propongo ejercicios para regresar a casa (tu cuerpo). Sin tu cuerpo no eres nada y tu cuerpo sin ti tampoco. Para manejar el dolor es necesario volver a escucharlo y, para ello, necesitas reconciliarte con él y volver a sentirlo con sincera gratitud. Al reconciliarte con él, conseguirás sentir el dolor de otra forma, sin odio ni rencor, relajar tensiones y disminuir el dolor que los aleja cada vez más.

> «Cuide su cuerpo.
> Es el único sitio que usted tiene para vivir».
>
> —Jim Rohn

✓ Y yo añado: «Quiérelo».

Te propongo, como ejercicio, dos escaneos corporales con objetivos distintos. Yo estoy acostumbrada a practicarlos a la vez, pero te sugiero que para empezar los ejercites por separado. Los realizaba al despertar y antes de salir de la cama. Ambos recorren todo el cuerpo, como si lo estuvieras escaneando y personalmente, en estos dos ejercicios me gusta recorrerlo de pies a cabeza.

La finalidad del primer escaneo corporal es el de observar las sensaciones corporales sin juzgarlas, aceptándolas todas, sean agradables o no, y sin aferrarte a ninguna. Ello nos ayudará a diferenciar la sensación que percibes a tu narración de lo que sientes. Soy consciente de que sentirás dolor y un cuerpo pesado. Pero lo que te pido es que sientas sin juzgar. Hacerlo así te permitirá, con el tiempo, reconciliarte con tu cuerpo, conectar con él, a aprender a escucharlo, a saber, cómo te sientes, qué te está diciendo y a tener una mejor comprensión de lo que sucede en él.

El objetivo del segundo es salir airoso de la cama. Para quien no lo sabe las personas con fibromialgia libran una tortura cada despertar. Es como tratar de salir de unas arenas movedizas que te absorben con fuerza y cada movimiento duele. El ejercicio, entonces, se realiza igual que el anterior, es decir, recorriendo tu cuerpo de pies a cabeza, pero movilizando cada zona donde llevas tu atención, muy lentamente, acompañado de una respiración tranquila.

De este modo desentumecerás el cuerpo, y así gastas menos energía en levantarte, lo haces con menos dolor y te levantas con mejor actitud y humor para encarar el día. Además, que, nos servirá para entrenar a nuestra mente a centrar la atención y a mantenerla allí donde elegimos.

La relajación progresiva de Jacobson que he nombrado en el apartado «El dolor crea tensión» (véase página 54), ayuda a relajar el cuerpo y a eliminar tensiones. Es muy útil, porque tomas conciencia del estado de tensión de las partes de tu cuerpo y te permite relajarlas. Algunas se deben a posturas o tensiones que creamos de forma inconsciente y que podemos corregir. Por ejemplo, cuando plancho o limpio acostumbro a tensar sin ser consciente el hombro derecho y a subir el codo. Razón por lo que después de ciertas tareas, me dolía la musculatura de cuello y hombro. Ser consciente de esa tensión me permite relajar esas zonas, evitando la aparición de dolor o que este incremente.

Al final de este apartado incluyo dos ejercicios: «Carta de agradecimiento a mi cuerpo» (véase página 100) y «Carta de mi cuerpo a mí», que además de ayudar a reconciliarte con tu cuerpo, son una reflexión sobre acciones pasadas que has tomado respecto a tu salud y a tu autocuidado y la responsabilidad que has asumido sobre ello.

Herramienta: ESCANEO CORPORAL

Aquí te propongo dos escaneos corporales similares, pero con objetivos y resultados distintos.

- El primero no busca la relajación sino aumentar la conciencia en cada parte de tu cuerpo y percibir las sensaciones sin valorarlas ni juzgarlas.

- El segundo tiene como propósito despertar a nuestro cuerpo y prepararlo para iniciar el día.

En ambos escaneos seguiremos el mismo recorrido y en un orden. Te propongo el siguiente:

✓ Recorre los dedos de los pies, el empeine, la planta de los pies, el tobillo, la pantorrilla, la rodilla, los muslos, los glúteos, la cadera, la zona lumbar, el abdomen, las costillas, la zona media y alta de la espalda, los hombros, baja por los brazos, por el codo, el antebrazo, la muñeca, la mano, sus dedos, y vuelve hacia el cuello, la clavícula, las cervicales, la frente, los ojos, las mejillas, la boca, la mandíbula e incluso la lengua.

LA FORMA DE PRACTICAR LOS ESCANEOS ES LA SIGUIENTE:

1. Encuentra un lugar cómodo, estírate sin cruzar las piernas, con los pies ligeramente caídos hacia los lados y los brazos a lo largo del cuerpo.

   Ahora: Haz 3 respiraciones profundas y observa tu cuerpo en su totalidad. Si sientes alguna tensión, mueve esa zona suavemente y al espirar afloja y relaja esa musculatura. Poco a poco tu cuerpo se irá relajando y lo sentirás más pesado. Cuando estés preparada, recorre tu cuerpo lentamente como si lo escanearas, acompañándolo de una respiración calmada.

2. Ahora elige uno de los dos escaneos: el de sentir o el de desentumecer.

   - **Escaneo del «sentir»** recorre tu cuerpo prestando atención a cada una de las zonas descritas en el cuadro anterior. Sentirás dolor. No juzgues, solo siente y busca una etiqueta que describa ese dolor, como mostramos en el cuadro. «Adjetivos para describir el dolor», en el capítulo 2 (véase página 43).

   - **Escaneo del «desentumecer el cuerpo»** recorre tu cuerpo como he descrito anteriormente, parando en cada parte. Siente primero sin movimiento, luego, inhala y al exhalar mueve esa zona muy lentamente y siente de nuevo sin juzgar. Repite el mismo movimiento de forma muy pausada dos veces más.

RECUERDA

Nuestro objetivo es despertar poco a poco a nuestro cuerpo, prepararlo para salir de la cama y empezar el día.

3. Cuando termines, toma conciencia del espacio y del lugar en el que estás. Abre los ojos poco a poco y empieza a moverte suavemente. Antes de retomar tus actividades, permítete unos segundos para disfrutar ese momento y guarda ese estado de relajación para que te acompañe el resto del día.

Herramienta: RELAJACIÓN PROGRESIVA DE JACOBSON

Esta relajación ayuda a diferenciar las sensaciones relacionadas a los estados de tensión y relajación muscular. Siendo conscientes podemos, de forma voluntaria, cambiar esos estados. Esta práctica, entre otras, alivia el dolor porque rompe el círculo dolor-tensión-dolor, mejora la calidad del sueño, disminuye el estrés y aumenta la eficacia en el autocontrol y autoconocimiento.

El ejercicio consiste en recorrer mentalmente y despacio todo el cuerpo, deteniéndonos en cada uno de los músculos o grupos musculares para aplicar, primero, una tensión y después, de forma lenta, destensionar esa zona.

EJERCICIO

Primero: estírate en el suelo, con los brazos a lo largo del cuerpo y las piernas estiradas. Haz 3 respiraciones profundas y en cada exhalación deja que tu cuerpo se relaje más y más.

Ahora: mientras mantienes una respiración sosegada y tranquila, dirige tu atención hacia tu cara de modo global, observa y toma conciencia de la tensión que hay en ella y en cada respiración afloja esa zona todo lo que puedas:

- **Frente**: eleva las cejas hasta arrugar la frente todo lo que puedas, retén unos segundos y suelta.

- **Ojos**: apriétalos con fuerza y frunce las cejas al mismo tiempo. Retén unos segundos y suelta.

- **Mandíbula**: aprieta los dientes sin dañarte, retén unos segundos y suelta.

- **Labios**: apriétalos con fuerza y esboza una sonrisa forzada, retén unos segundos, y suelta.

EJERCICIO

- **Cuello:** deja caer la cabeza hacia adelante, sin forzar, como si quisieras tocar el pecho, retén unos segundos, y suelta.

- **Hombros:** súbelos todo lo que puedas hacia la nuca como si quisieras tocar con ellos las orejas, retén unos segundos, y suelta.

- **Brazo:** cierra el puño de la mano con fuerza. Nota la tensión y levanta poco a poco el brazo hasta la altura del hombro, retén unos segundos, y suelta.

- **Caderas y nalgas:** aprieta las nalgas con fuerza, como si quisieras juntarlas, retén unos segundos y suelta.

- **Piernas:** estíralas hacia delante, creando tensión en toda la pierna, incluida la nalga, retén unos segundos y suelta.

- **Pies:** encoge los dedos fuertemente, retén unos segundos, y suelta.

Finalmente: dirige la atención a todo tu cuerpo para sentir que está más ligero, que la musculatura está relajada, y para percibir una sensación de calma y bienestar. Céntrate de nuevo en la respiración y siente como en cada inhalación el aire lleva energía y vitalidad a todo tu cuerpo. Así, poco a poco toma conciencia del espacio en el que estás, mueve ligeramente los pies, las piernas, los brazos, las manos… bosteza si te apetece o estírate si lo prefieres y permítete unos segundos antes de retomar tus actividades.

Herramienta: CARTA DE AGRADECIMIENTO A TU CUERPO

Antes de practicarlo, desconocía el efecto y el poder que tiene este ejercicio. Un día que reflexionaba sobre el trato que había dado a mi cuerpo, sobre la alimentación que le había dado, las noches sin dormir, el poco ejercicio, el abuso de sol… me sentí mal, pensé que realmente mi cuerpo tenía motivos para quejarse y por eso lo había hecho, pero yo, entonces, no le presté atención. Así que decidí escribirle una carta de agradecimiento.

El ejercicio que te propongo es escribirle a tu cuerpo una carta de agradecimiento. Verás que tienes mucho que decirle. Esta es la carta que yo le escribí.

> No siempre te cuidé como te lo merecías y tampoco supe atenderte cuando lo necesitabas. Con la llegada del dolor, la fatiga y la enfermedad dejé de verte con buenos ojos. Te odié. Quise apartarte de mi vida, como si eso fuera posible. Y estuve largo tiempo alejada de ti. Ahora comprendo que somos uno, que nos debemos amor, respeto y cuidados. Hoy quería agradecerte lo que tanto haces por mí. Gracias: a mis pies, que sostienen todo el peso y puedo andar y recorrer por hermosos lugares; a mis rodillas, que no siempre las he fortalecido, por permitirme coger hermosas flores; a mis caderas, las grandes olvidadas, que me dan estabilidad y facilitan el movimiento; a mi columna y espalda, que a pesar de su gran labor, solo la recuerdo cuando hay dolor; a la nuca y el cuello, que duelen porque elegí vivir con prisas; a mis ojos, que me permiten contemplar la belleza de lo que me rodea; a mi piel, fuerte y a la vez delicada, que imbuida por su belleza olvidé cuidarla como se merecía; y a todos los demás: órganos sexuales, vientre, nariz, dientes, hígado, corazón, etc., perdonadme si no supe cuidaros bien. Tengo el firme propósito de cuidaros, sé lo importante que sois para mí y quiero daros las gracias por todo lo que hasta hoy me habéis ofrecido.

—Mar Gómez

CARTA DE AGRADECIMIENTO A MI CUERPO:

Herramienta: CARTA DE MI CUERPO A MÍ

Este ejercicio es similar, pero a la inversa. Se trata de que escribas qué respondería tu cuerpo a los cuidados que le das. Esta es una reflexión sobre lo que haces tú por tu salud. Aquí te dejo la carta de Masé Balaguer, a modo de ejemplo:

Te escribo esta carta para que sepas que estoy muy contento por los cambios saludables que estás haciendo. Sé que no es fácil, que requiere mucho esfuerzo, porque te apasiona comer, pero has tenido una gran fuerza de voluntad y ya tienes tu recompensa. Pesar 14 kilos menos me ayuda muchísimo. Mi espalda, tu debilidad, está mucho mejor, se carga menos y el dolor ha disminuido. También, al sentirme más ligero, camino más rápido, la tendinitis del pie ha mejorado y soy capaz de hacer caminatas antes impensables, aunque te pido que después me metas en la cama porque necesito descansar. Sé que llevas mal el dolor, pero es la manera que tengo de decirte que pares, que ya no puedo más, que por hoy es suficiente, que mañana será otro día y continuaré haciendo cosas. Tienes que vigilar tu salud mental, tu mente es frágil y a veces es difícil continuar. Sufrir por tantas cosas hace que te tensiones y que llegue el inevitable dolor. ¡Pobre mi mandíbula, está hecha polvo de tanto que la aprietas! y mis cervicales están tan rígidas como una piedra, difícilmente volverán a su estado natural a no ser que me lleves a la fisioterapeuta. Intenta levantarte cada día con positivismo, diciendo que tú puedes, que va a ser un día genial y después ya veremos qué pasa.

—Masé Balaguer

CARTA DE MI CUERPO A MÍ:

_____

_____

_____

_____

_____

_____

_____

_____

_____

_____

_____

_____

_____

_____

_____

_____

Respira: Conecta cuerpo y mente

La respiración nos mantiene unidos a la vida, nos aporta la energía vital necesaria para movernos, para pensar, digerir los alimentos, oír, ver, reír… rige los sentidos, el modo en que percibimos, pensamos, y actuamos. La respiración no es solo un intercambio de gases, es el sustento de nuestro bienestar físico, mental y emocional.

Cada pensamiento que tenemos, cada acción que realizamos y cada emoción que sentimos influye en nuestra respiración, y viceversa. Si cambiamos la respiración (ya sea su ritmo o su capacidad), nuestra forma de pensar, actuar y sentir cambiará también. Si una persona siente miedo, su respiración se agita; si nos asustamos, aguantamos la respiración; si sentimos pánico o ansiedad, hiperventilamos. Si mi cuerpo está tensionado, siento dolor, la musculatura se contrae y la respiración también.

> Tu respiración debería fluir con elegancia como las aguas del río, como una serpiente que cruza el agua, y no como una cadena de montañas, ni como el galope de un caballo.
>
> Controlar tu respiración es controlar tu cuerpo y tu mente. Siempre que te sientas sumido en la dispersión y te resulta difícil recuperar el control, recurre al sistema de observar tu respiración.
>
> —Thich Nhat Hanh en *El milagro de mindfulness* (1975)

Los ejercicios de este apartado te servirán para conocer, a través de tu respiración, tu estado físico, mental y emocional.

Nuestros pulmones son como dos saquitos: cuando inhalamos, si el aire se queda en la parte alta de los pulmones, recibe el nombre de «respiración clavicular», si se concentra en la parte media, se le llama «respiración costal» y, si el aire llega a la parte inferior, la denominamos «respiración abdominal».

Cuando la respiración es pobre y superficial, como la respiración clavicular, te sientes con poca energía (vitalidad), lo que puede conducir a estados de tristeza, depresión, estrés y ansiedad. De la misma manera funciona a la inversa, las emociones y los pensamientos pueden alterar nuestra respiración.

> «Cuando la respiración es inestable, todo es inestable, pero cuando está tranquila, todo lo demás está tranquilo».
>
> —Gorakshanath

La respiración abdominal es la que aporta mayor oxígeno a los pulmones y a la sangre, y su movimiento lento actúa como un masaje en los órganos internos y, además, genera una sensación de bienestar y de calma a nivel físico y mental. Con las técnicas adecuadas de respiración podemos equilibrar nuestro estado anímico y emocional, calmar la mente y relajar el cuerpo. Esta es la razón por la que la respiración es la protagonista o la base en todas las técnicas de relajación: es la conexión entre nuestro cuerpo y nuestra mente. De hecho, la respiración es el sentir, nuestra brújula para regresar a nuestro estado de conciencia cuando nuestros pensamientos nos distraen.

En algunas técnicas de relajación la respiración solo se observa *(mindfulness),* y aunque alcanzas un estado de calma, conlleva más tiempo que si actuaras sobre la respiración directamente para conseguir el mismo efecto. En otras técnicas la intención es modificar la respiración con un propósito.

Si lo que pretendes es alcanzar un estado de relajación, la respiración deberá ser lenta y profunda para desencadenar una serie de respuestas fisiológicas que te llevarán a ese estado. Técnicas para relajar tu estado físico y mental hay muchas, algunas se practican tumbado o sentado y otras en movimiento como el yoga, chi kung, taichí, en la práctica de la meditación informal, etc.

Herramienta: TU RESPIRACIÓN EN DIFERENTES MOMENTOS

Este ejercicio, parándote a observar tu respiración en los distintos momentos del día, permite aumentar tu conciencia de tu estado físico y mental.

OBSERVA TU RESPIRACIÓN

- Mientras realizas una actividad (leer, caminar, conversar, practicar deporte…).

- Cuando sientes tristeza, alegría, miedo, positividad, enfado.

- Cuando sientes tensión muscular, dolor, cansancio…

- Comprueba la relación tan estrecha que existe entre la respiración y nuestro cuerpo, mente y emociones.

Herramienta: ¿QUÉ DICE DE TI TU RESPIRACIÓN?

OBSERVA

Ponte cómoda, adopta una postura correcta y observa tu respiración durante 2 o 3 minutos, puedes preguntarte y centrar tu atención en lo siguiente:

- Coloca una mano en el abdomen y otra en el pecho.

- Haz varias respiraciones y observa en cada inhalación y exhalación el movimiento de tus manos.

- ¿Se elevan las dos manos?, ¿solo una?, ¿cuál?

- ¿Dónde empieza el movimiento?

- ¿En qué parte del cuerpo notas la respiración?, ¿es en la parte alta, media o baja de los pulmones?, ¿la notas en el pecho, en las costillas, en el abdomen?

- ¿Subes los hombros?

- ¿La respiración es acompasada o irregular?

- ¿Son respiraciones largas o cortas?, ¿son entrecortadas?

- ¿Es suficiente el aire que entra en cada inhalación?

- ¿Bostezas o suspiras con frecuencia?

Herramienta: LA RESPIRACIÓN ABDOMINAL

EJERCICIO

Paso 1. Vacía los pulmones

Antes de realizar un ejercicio de respiración es primordial que expulses todo el aire que puedas de los pulmones. Así, la inspiración que le siga será más profunda. No puedes inspirar con los pulmones llenos.

Cuando exhales, deja que el aire pase lentamente entre los dientes, provocando un siseo. Alárgalo todo lo que puedas, sin forzar y cuando quede poco expúlsalo de forma rápida. Te ayuda a soltar el diafragma y a tomar aire de forma más profunda de lo habitual. Repite este proceso 2 o 3 veces.

Paso 2. Respiración abdominal

Primero: Estírate. Para estar más cómoda, si lo necesitas, coloca un cojín bajo la cabeza y las rodillas.

Ahora: Coloca las manos en el abdomen, inspira profundamente y dirige el aire hacia el abdomen como si quisieras empujar las manos hacia arriba. Retén un instante y luego espira de forma lenta. Ayúdate de las manos, si lo necesitas, empujando el abdomen hacia abajo. Quédate un instante con los pulmones vacíos y empieza de nuevo el proceso.

Finalmente: Repite el ejercicio las veces que quieras. Notarás cómo, poco a poco, te invade una sensación de relajación y bienestar general.

Meditar, relajarse y descansar

Las técnicas de relajación permiten aliviar las tensiones físicas y mentales fruto de la actividad diaria, actuando de forma consciente sobre nuestro organismo. Pero para las personas que sufren dolor persistente significa mucho más, entre otras cosas porque rompe el círculo vicioso dolor-tensión-dolor: si hay tensión, hay dolor. Si hay dolor, hay tensión.

La relajación tiene la capacidad de romper ese círculo, puesto que es la respuesta contraria a la tensión. El dolor crea tensión muscular y cuando el dolor persiste esa tensión no solo mantiene el dolor, sino que ayuda a cronificarlo y a incrementar su intensidad.

A través de técnicas de relajación, puedes localizar las zonas en las que hay tensión y, de forma consciente, puedes relajar esa zona liberándola de la tensión. Cuando sufres dolor persistente y fibromialgia, aprender a relajar tu cuerpo y mente es una necesidad.

Algunas técnicas que ayudan a romper este círculo dolor-tensión-dolor, relajando la musculatura y reduciendo la intensidad del dolor pueden ser:

- La relajación progresiva de Jacobson

- El entrenamiento autógeno de Schultz

- La respiración abdominal

- El escáner corporal

- El ejercicio físico moderado y constante (yoga, taichí, chi kung, estiramientos, etc.)

- El *mindfulness* y la meditación, entre otras.

La relajación, además, mejora las alteraciones del sueño y disminuye los niveles de ansiedad y estrés, que, si recuerdas, son factores moduladores del dolor. Por otro lado, el hecho de conseguir estos efectos contribuye a mejorar tu sensación de manejo y autocontrol sobre los síntomas de la fibromialgia.

EFECTOS DE LA AUSENCIA DE TENSIÓN

- Estado natural del organismo.
- Favorece el descanso profundo.
- Ayuda a equilibrar el metabolismo, la respiración y el ritmo cardiaco.
- Libera tensiones físicas y psíquicas.
- Reduce los niveles de ansiedad y estrés.
- Aumenta la sensación de bienestar, tranquilidad y calma.

La práctica de técnicas de relajación aporta calma mental, reduciendo la intensidad de los pensamientos y emociones que desatan el dolor como mecanismo de supervivencia y protección y que generan sufrimiento. Algunas son técnicas sencillas que, una vez aprendidas, puedes realizarlas de manera individual e independiente.

Asimismo, la relajación exige atención y concentración, cosa que resulta incompatible con la atención centrada en la experiencia del dolor, por lo que la percepción del dolor mejora.

Técnicas de relajación hay muchas: desde el *mindfulness*, la meditación, las técnicas de respiración, la risoterapia, la musicoterapia, el arteterapia, pintar mandalas, la escritura terapéutica, el taichí, el yoga, las técnicas de visualización, el qi gong y un largo etcétera.

Mindfulness

La técnica de *mindfulness* se ha traducido como «Atención Plena». Significa tomar conciencia de la experiencia del momento presente con interés, curiosidad y aceptación, con amabilidad y sin juicios.

Consiste en alcanzar un estado en el que seamos plenamente conscientes del momento, de forma tranquila, siendo capaces de sentir y percibir sensaciones, sentimientos o pensamientos sin apegarnos y sin valorarlos.

El *mindfulness* integra diversas prácticas meditativas con beneficios para la salud y la calidad de vida de las personas, probados científicamente:

- Mejora la percepción del dolor.
- Aumenta la concentración, la atención, la memoria, la autoconciencia y la creatividad.
- Reduce el estrés y la ansiedad.
- Mejora la calidad del sueño.
- Desarrolla la inteligencia emocional.
- Mejora las relaciones interpersonales.
- Protege el cerebro (aumenta el tamaño de los telómeros).

Meditación

Meditar no consiste en dejar de pensar o en dejar la mente en blanco, ni tampoco en alcanzar un estado de relajación profundo parecido al sueño. La meditación es un ejercicio mental que requiere atención, esfuerzo y concentración. El término recoge diversas prácticas meditativas que permiten al individuo mirar hacia su interior: trabaja la atención, la concentración, la conciencia corporal, la relajación, la compasión, el amor...

«La meditación se aprovecha del sistema nervioso y del cerebro para producir unos determinados estados de conciencia, al mismo tiempo que consigue activar todas nuestras neuronas cerebrales. Es decir, hace trabajar el cerebro, lo interconecta y hace que se desarrolle».

—Jorge Blaschke

Visualización

Esta es una técnica de relajación que además de mejorar la concentración ayuda a aliviar el dolor, a superar inseguridades, miedos, o a conseguir objetivos. Es una práctica habitual en los entrenamientos de deportistas de élite porque a través de la visualización consiguen mejorar la técnica y el número de aciertos.

En nuestro caso, si lo que pretendemos es relajarnos, trataremos de crear una imagen mental en un entorno que resulte atractivo y relajante para nuestra mente y donde nos veamos a nosotros de forma clara experimentando sensaciones agradables o consiguiendo nuestros objetivos. Cuando visualizas se producen cambios psíquicos y corporales que te acercan al estado deseado.

BENEFICIOS

- Disminuye el dolor.

- Alivia el estrés, la ansiedad y/o la depresión.

- Previene el envejecimiento del cerebro.

- Mejora la concentración, la atención, la memoria y otras funciones cognitivas.

- Promueve la creatividad.

- Desarrolla la inteligencia emocional e intrapersonal (la capacidad para identificar, comprender y procesar las emociones de los demás).

- Mejora la calidad del sueño.

Herramienta: VISUALIZACIÓN EN LA PLAYA

EJERCICIO

- Toma conciencia de tu respiración y no la modifiques, simplemente obsérvala. Nota que en cada inhalación te llenas de calma, de paz y en cada espiración sueltas tensiones y tu cuerpo está más y más ligero.

- Visualiza una playa, de agua azul cristalina y de arena dorada. Hace un día precioso. Sientes los rayos de sol que calientan tu piel y se filtran por cada uno de los poros, aportando energía y calor a todos los músculos. Es un calor que sube por todo el cuerpo y lo recubre de un bálsamo relajante.

- Siente la brisa en tu cara, en tus mejillas, cómo baña tu frente y tu mente alejando preocupaciones y pensamientos. Sientes frescor, alivio… tu mente está clara y en calma. Te estiras en la arena, hundiéndote en ella, sintiendo su suavidad. Sientes la superficie de tus talones, piernas, glúteos, espalda, hombros y cabeza reposando en la arena cálida que arropa todo tu cuerpo disolviendo toda tensión como un azucarillo se disuelve en agua tibia. Estás completamente relajada, sin tensiones ni dolor.

- Escuchas el sonido rítmico del vaivén de las olas que siguen el compás lento de tu respiración, sientes cómo los pulmones crecen con cada ola y se llenan de aire con olor a mar… Dejas ir el aire a la vez que el rumor se desvanece.

- El sonido de las olas te relaja, te sientes bien, ligera, con energía, con la mente clara y en calma. Es hora de regresar. Sabes que puedes volver cuando te apetezca, que la playa seguirá ahí para darte esa sensación de placer, paz y relajación.

- Cuando estés lista para regresar, empieza a despertar todo tu cuerpo con suavidad, mueve lentamente las manos, los pies, las piernas, los brazos, estírate si te apetece… toma conciencia de todo tu cuerpo, del sitio donde estás y, cuando estés lista, abre los ojos y permítete unos momentos para tomar conciencia de que tu estado de relajación y paz interior siguen ahí. Ahora date unos segundos más antes de retomar tus actividades.

Herramienta: LOS CINCO SENTIDOS

Esta herramienta trabaja la capacidad de percibir de forma consciente tu alrededor. Céntrate en percibir dos sensaciones por cada uno de tus cinco sentidos:

EJERCICIO

ALGO QUE PUEDAS VER:

- Las nubes en el cielo y sus formas.
- Un árbol, una planta: si las mece el viento, colores, formas, belleza, imperfecciones...
- Un jarrón, una fotografía, un mueble.

ALGO QUE PUEDAS SENTIR:

- Temperatura, humedad.
- Puntos de apoyo dónde estás sentada, estirada o de pie.
- La textura de la ropa.
- El palpitar del corazón, el pulso, tu abdomen como se mece con la respiración.

ALGO QUE PUEDAS OLER:

- Olores o aromas. Trata de percibir aquellos que son más sutiles. Descríbelos. Pueden ser una mezcla.

ALGO QUE PUEDAS OÍR:

- Tu respiración, las tripas, el palpitar del corazón.
- Ruidos de la habitación, otros más lejanos de la calle...

ALGO QUE PUEDAS SABOREAR:

- Sabor, textura. Trata de separar las diferentes sensaciones.

Herramienta: COME DE FORMA CONSCIENTE

EJERCICIO

En silencio, haz unas respiraciones y prepara tu cuerpo y tu mente para lo que vas a hacer. Observa lo que vas a comer y hazlo con todos los sentidos.

- Observa con atención, ¿qué ves? Fíjate en los colores, las formas…

- Olfatea, ¿qué hueles? Intenta reconocer distintos olores.

- ¿Qué sientes? Mastica lentamente intentando separar los sabores. ¿Qué sabor destaca más? Siente la temperatura del plato, de los cubiertos, de los alimentos en tu boca, su textura, sabor, cómo masticas, la sensación al tragar, el sentir cómo desciende…

- Escucha ¿qué oyes? Ayúdate de una respiración pausada, ¿oyes el ruido al masticar?, ¿y al deglutir?, ¿el crujido cuando mordisqueas algo?, ¿o el tintineo de los cubiertos?

- ¿Cómo de intenso has sentido el dolor mientras comías?

Herramienta: DÚCHATE DE FORMA CONSCIENTE

EJERCICIO

Prepárate para sentir una ducha diferente, prestando atención con todos tus sentidos y con curiosidad. Toma conciencia de lo que vas a hacer.

- Haz 3 respiraciones lentas y profundas. Todos los movimientos deben ser pausados. Siente dónde estás y concéntrate en la sensación física de ducharte; la temperatura del agua, cómo el agua corre por tu piel, el sonido relajante del agua… siente el tacto y las sensaciones de tu mano o esponja mientras recorren todo tu cuerpo, percibe el olor del jabón o de los aceites esenciales, observa las pompas de jabón…

- Disfruta del momento.

- Si durante la práctica descubres que en la ducha tu atención se desvía hacia alguien o algo (los niños, la suegra, la cena de la noche), céntrate en tu respiración para llevar de nuevo tu atención donde la dejaste. Cuando termines, podrás ocuparte de aquello que te abordó en la ducha.

SI TE DUCHAS, TE DUCHAS.

Herramienta: BAÑO DE BOSQUE

El baño de bosque, también llamado medicina forestal, es una terapia que consiste en disfrutar del bosque sumergiéndote en él a través de los cinco sentidos. Tiene beneficios fisiológicos y mentales demostrados por la ciencia:

BENEFICIOS

- Alivia el dolor.

- Mejora el sistema inmunológico.

- Disminuye los niveles de cortisol.

- Reduce la presión arterial.

- Reduce la frecuencia cardiaca.

- Disminuye la actividad nerviosa simpática.

- Mejora el insomnio.

- Disminuye las emociones de tristeza, ira y enfado.

- Disminuye la ansiedad y el estrés.

- Promueve la creatividad.

- Mejora la energía y el estado de ánimo.

- Aumenta la concentración.

Como puedes observar, los beneficios son muchos. Un entorno natural de por sí ya proporciona sensaciones de calma, de bienestar, de vitalidad... Además, los árboles y las plantas, para protegerse de gérmenes e insectos, liberan unas sustancias volátiles llamadas fitoncidas, que también son beneficiosos para nuestras defensas. Hay estudios en los que se ha observado que personas con fibromialgia reducen los niveles de ansiedad, mejoran el sueño, disminuyen los días de dolor intenso y aumentan los días de bienestar en estos entornos.

Otros estudios extienden los beneficios hasta personas que sufren diabetes, hipertensión arterial y demencia.

PRÁCTICA DEL BAÑO DE BOSQUE

Un consejo antes de empezar: desconecta móvil y demás dispositivos. Y una sugerencia: coge una piedra, deposita en ella un problema y luego, déjala caer. No te preocupes, cuando termines el baño, puedes recoger tu problema.

¿Empezamos?

Elige un espacio o un camino corto (1 kilómetro aproximadamente). Se trata de recorrerlo de forma lenta (en un tiempo de entre hora y media y dos horas), relajada y en silencio, acompañada de respiraciones conscientes, prestando atención a los sentidos y dejándote llevar —si quieres detenerte, sentarte, meditar, tocar, sentir con los pies descalzos, abrazar un árbol, escuchar, hazlo.

El objetivo del paseo es centrarse en los detalles del espacio y del trayecto, en sentir y percibir, más que llegar a un lugar o destino.

Moverse es salud, moverse es vida

No voy a decir lo que se repite por activa y pasiva a niños, adolescentes, adultos y ancianos de que «hay que mantenerse activo y practicar ejercicio», ni reiterarme en sus innumerables beneficios. Porque eso ya lo sabes. A estas alturas del libro, también sabes que el dolor de la fibromialgia exige movimiento y no reposo. Pero debo ser sincera, lo que menos te pide el cuerpo cuando tienes dolor es moverte.

Dejar de moverse no es malo, cuando se trata de darle a nuestro cuerpo el descanso necesario para reponerse y recuperar energías. Y en caso de lesión, con más razón debes reponerte para que puedas sanar. Pero el dolor de la fibromialgia no responde a ninguna lesión. Tus articulaciones, ligamentos, huesos y musculatura están bien, por lo que no hay motivo de lesiones para el reposo.

Dejar de moverse ES UN ERROR, un error que conlleva problemas de salud y pérdida de calidad de vida. Es más, cuanto menos te muevas más dolor sentirás, el motivo no será porque tienes fibromialgia, sino porque tu musculatura está débil. No creas que por moverte sentirás más dolor que el que sientes estirada. Todo lo contrario. Mover el cuerpo cada día, sin forzarlo, te hará notar que el dolor no aumenta, te ayudará a mantener tu capacidad funcional, y a descansar mejor por la noche. Esos días de dolor, por favor, baja el ritmo de actividad, pero no pares por completo. El movimiento es vida, es salud.

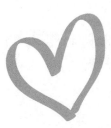

Cuando empecé con dolores insoportables, me generaba rabia, ira, frustración e impotencia por no poder hacer nada para evitarlos (cosa que creía en aquel entonces). Correr siempre me había desahogado, pero el hecho de sentir tanto dolor y estar tan cansada me echaba para atrás.

Un día, a pesar de sentirme exhausta, salí a correr. Era de noche, pero tenía una necesidad imperiosa de descargar esa rabia. Las lágrimas no tenían freno por el dolor insoportable que me producía moverme (no era más que el que hubiera sentido en el sofá) y la impotencia que sentía. Lo sorprendente vino después. Al poco, noté cómo la rabia se iba disipando, mi mente estaba más calmada, sentía mi respiración acompasada y me centré en ella. Notaba cómo mis músculos y mi cuerpo respondían y el cansancio mejoraba. Cuando me di cuenta de ello, estaba bien lejos de casa. Cuando paré, me sentía aliviada, como si me hubiera liberado de una pesada armadura, había dejado de llorar y me sentía bien.

Tuve que llamar para que me recogieran en coche, pues no tenía fuerzas para desandar todo el camino. A pesar de eso, me sentía muy feliz.

Esa hazaña la repetí en otras ocasiones. Fue cuando tomé conciencia de que el ejercicio no estaba reñido con el dolor, solo tenía que conocer dónde estaban mis límites y aprender a practicar ejercicio sin que empeorase el dolor.

Te quiero comentar dos actividades que practico todos los días porque me sienta bien y además, me encantan: chi kung y caminar.

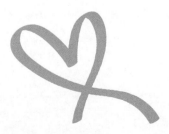

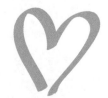

Chi kung (qi gong)

El qi gong o chi kung es una práctica milenaria vinculada a la medicina tradicional china que trata de restablecer y equilibrar la energía del organismo con movimientos lentos y posturas precisas, con la ayuda de la respiración y de la concentración.

Su práctica está muy extendida en Oriente por los numerosos beneficios para la salud, reconocidos por la ciencia:

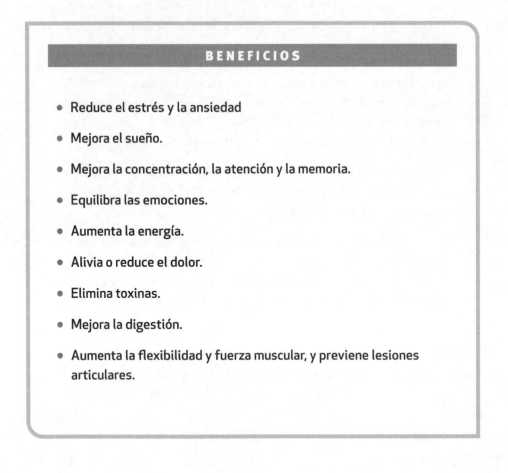

BENEFICIOS

- Reduce el estrés y la ansiedad

- Mejora el sueño.

- Mejora la concentración, la atención y la memoria.

- Equilibra las emociones.

- Aumenta la energía.

- Alivia o reduce el dolor.

- Elimina toxinas.

- Mejora la digestión.

- Aumenta la flexibilidad y fuerza muscular, y previene lesiones articulares.

El tiempo que duró el confinamiento lo dediqué a estudiar, a desarrollar el proyecto CREA, a cuidarme y en crecimiento personal. Fueron unos meses locos de superación completa.

En esa época conocí el chi kung de la mano del Maestro Sergio Horvath, de la Escuela de Hong Long de MTC. La primera clase me cautivó, sentí una sensación de paz, de calma mental, de bienestar general, de energía, de alivio incluso...

Entonces ofreció un curso *online,* al que no dudé en apuntarme y, fue ahí donde conocí a Ana, una mujer joven diagnosticada de fatiga crónica severa, que había pasado más de 2 años en cama sin poderse mover y que después de un año de practicar chi kung todos los días había recuperado energía, el dolor había remitido y cada día se sentía mejor, hasta el punto de que llevaba una vida activa bastante normal. Durante el tiempo que duró el curso comprobé que, con independencia de la edad, el sexo, la condición física o el estado de salud, todos mejoramos en energía, actitud, humor, calidad del sueño y reducimos los niveles de ansiedad. Lo que más me sorprendió fue que aquellas personas que padecíamos algún tipo de dolor, por el motivo que fuere, con la práctica, el dolor había mejorado de forma espectacular.

Después de la experiencia seguí con mi formación ahora, presencial, con el Maestro Francisco Sánchez, en el Centro Yúyàn, obteniendo la titulación de monitora de chi kung.

Dentro del programa CREA el chi kung tiene un papel destacado para recuperar la condición física, mejorar el estado emocional y mental, reducir los niveles de ansiedad y estrés y recuperar la energía y el buen humor.

Camina

Si no practicas ejercicio, puedes caminar todos los días. Los beneficios son muchos y estos varían en función de la intensidad, duración y constancia de la práctica.

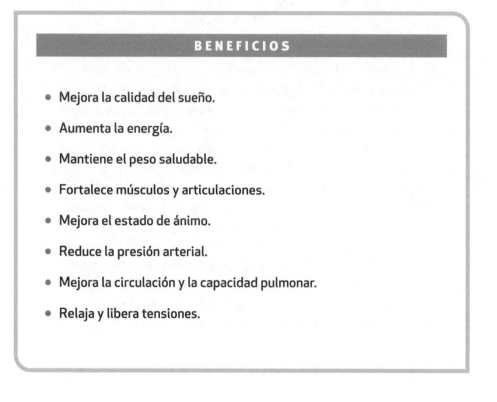

BENEFICIOS

- Mejora la calidad del sueño.

- Aumenta la energía.

- Mantiene el peso saludable.

- Fortalece músculos y articulaciones.

- Mejora el estado de ánimo.

- Reduce la presión arterial.

- Mejora la circulación y la capacidad pulmonar.

- Relaja y libera tensiones.

Desplázate a pie y elige las escaleras en lugar del ascensor.

Aquí te dejo unas pautas sobre duración, intensidad recomendable, pero es tu cuerpo quien marca los límites. Aprende a escucharlo y a respetar los límites que te va dictando.

Los días que sientas que el dolor y la fatiga son intensos no abandones esta práctica. En ese caso, baja la intensidad o la duración.

Herramienta: CAMINA

EJERCICIO

- Duración mínima: 20/30 minutos, todos los días o 30-45 min, 5 días a la semana.

- Intensidad: Moderada (puedes hablar mientras caminas); intensa (cuesta mantener una conversación).

- Constancia: puede practicarse todos los días

Herramienta: MEDITACIÓN VIETNAMITA

Se dice que los vietnamitas practicaban esta meditación cuando caminaban por la ruta Ho Chi Minh, o entre los senderos de la selva.

MEDITACIÓN

1. Busca un sendero o camino largo. Sitúate frente a él y sin avanzar mira al horizonte y haz 3 respiraciones.

2. Seguidamente, echa a andar y toma conciencia en cada momento de los diferentes movimientos: levantar, desplazar y apoyar el pie en cada paso, el balanceo de los brazos, el movimiento de las caderas, la flexión de las rodillas.

3. Cuando estés preparad@, coloca las manos entrelazadas detrás de la espalda o delante y cuenta los pasos que das en cada inspiración y cuántos por cada espiración. Luego, poco a poco, aumenta el número de pasos en la espiración.

4. Retén el aire entre la inspiración y la espiración.

5. La vista deberá centrarse un poco hacia adelante, nunca en los pies.

6. Centra toda la atención en experimentar el movimiento de sentir las sensaciones de levantar el pie, desplazar el pie y apoyar el pie.

Acoge todas las emociones

> Aprendí a controlarte,
> fue difícil pero no imposible,
> porque eres como un fuego
> que cuando mi mente te alimenta
> te haces grande como el sol.
>
> —Masé Balaguer

El dolor y las emociones mantienen una estrecha relación. Por un lado, se registran y procesan en la misma área cerebral. Por otro, las emociones por sí mismas se expresan de forma física en forma de tensión muscular, cansancio, dolor de cabeza, falta de apetito, etc., por lo que si lo añadimos a los síntomas que ya tenemos de la fibromialgia la percepción que tendremos será peor. Recuerda que las emociones desagradables tienen la llave para abrir la puerta al dolor, lo que significa que la percepción de tu dolor será más intensa.

Y, por último, la propia definición del dolor indica que a este le acompaña emociones desagradables[3]. Así, la tristeza, el miedo, la ansiedad, la ira y la culpa que sentimos en ocasiones son más frecuentes e intensas en pacientes que sufren dolor persistente. Cuando no gestionamos las emociones, puede ocurrir que, con el tiempo, terminen siendo un rasgo de la persona (depresiva, triste, apática, iracunda…), algo que ella misma percibe y por eso es habitual escuchar en los pacientes: «la enfermedad me ha cambiado», «ya no soy la de antes», etc.

¿Por qué debería aprender a regular las emociones?

---

[3] La Asociación internacional para el estudio del dolor definió el dolor como una experiencia sensorial y *emocional desagradable* asociada o *similar a la asociada con daño tisular real* o potencial. (2020)

¿POR QUÉ DEBERÍA APRENDER A REGULAR LAS EMOCIONES?

- Condiciona nuestro estado de ánimo.

- Nos impulsa a tomar decisiones.

- Pueden marcar nuestro carácter.

- Nos protegen y alertan de amenazas y peligros.

- Nos dan el impulso y motivación para movilizarnos hacia un objetivo.

- Ayuda a focalizarnos en lo que es importante.

- Según la emoción, atendemos a aspectos positivos, neutros o negativos.

- Favorece las relaciones interpersonales.

- Regula conductas sociales.

- De ellas depende nuestro bienestar.

- Influyen en nuestra salud y longevidad.

- Regulan el dolor e influyen en la evolución de cualquier enfermedad.

Las emociones condicionan la salud, el bienestar y la vida.

Las emociones no se deben reprimir, están para sentirlas. No son buenas ni malas, a pesar de que unas te resulten más agradables que otras. En definitiva, todas tienen su razón de ser.

¿De qué nos informan las siguientes emociones?	
Enfado	Percibo algo como una ofensa o ataque
Miedo	Me avisa de un peligro o amenaza
Ansiedad	Me avisa de una amenaza incierta
Alegría	He conseguido algo por lo que me siento feliz
Tristeza	Avisa de una pérdida de algo importante para mí

Voy a mostrarte cómo, por ejemplo, la tristeza se expresa a nivel físico (cambios fisiológicos), a nivel cognitivo (enfoque e interpretación de la realidad) y a nivel conductual (modo de responder).

Respuesta fisiológica a la tristeza

- Aumenta el ritmo cardiaco, la presión sanguínea, la persona percibe presión en el pecho, abatimiento, pesadez, falta de apetito, también disminuyen las defensas y baja nuestra libido.
- Es fácil de reconocer en una persona por la cabeza inclinada, hombros caídos, andares lentos, mirada baja...

Respuesta cognitiva a la tristeza

- La atención se focaliza en la situación.
- Aumentan los procesos de rumiación.
- Aparecen pensamientos de poca valía o baja autoestima, de fracaso.
- Visualizas lo peor (focaliza en lo negativo).

Respuesta conductual a la tristeza

- Falta de motivación para las tareas diarias y actividades sociales y desinterés general.

Las emociones nos disponen para adaptarnos a una situación. Siguiendo con el ejemplo de la tristeza, esta emoción aparece ante la pérdida de algo que para nosotros es importante (objeto, persona, actividad, condición física...), o ante una situación adversa que percibimos sin solución y nos vemos superados. En esos casos, la función de la tristeza es propiciar las condiciones que inviten a la persona a la reflexión, el análisis y la introspección con la finalidad de encontrar recursos para realizar los ajustes en su vida que le permitan adaptarse a la nueva situación y a seguir hacia adelante. Por eso, es normal que la persona que se siente triste quiera alejarse de todo, busque el aislamiento y no sienta motivación para hacer nada. En este caso la función de la emoción se dice que es adaptativa.

Pero cuando esa emoción u otras perduran en el tiempo, más allá de lo necesario, esa emoción no ayuda a la persona, sino que está siendo un obstáculo para avanzar. De ahí la importancia de entender por qué nos sentimos de una u otra manera y cómo cambia el enfoque de la realidad, también de por qué unas veces me siento motivada y otras no, o si esa emoción me está ayudando o supone un freno o una dificultad en mi vida. Las emociones las puedes trabajar a nivel fisiológico, cognitivo y/o conductual.

A nivel fisiológico:

Puedes reducir la intensidad y frecuencia de las emociones molestas trabajando cuerpo y mente (técnicas de relajación y respiración, *mindfulness,* qi gong...).

A nivel cognitivo:

Cambiar el foco en el que centras la atención, trabajar creencias limitantes, cuidar tus pensamientos, influir en tu estado de ánimo, etc.

A nivel conductual:

Aplicar habilidades sociales: la comunicación asertiva, la empatía, la compasión, la escucha activa, el respeto...

Dependerá de la emoción que quieras gestionar. A nivel general el ejercicio físico, la práctica de *mindfulness,* de técnicas de respiración o el qi gong me han sido de gran ayuda y tienen unos efectos rápidos y duraderos. Pero luego hay pequeños ejercicios que son muy útiles, que practico a menudo y te llevan poco tiempo. En este capítulo he preparado algunas acciones para gestionar emociones más recurrentes que te ayudarán a sentirte mejor.

Herramienta: CONOCE TU EMOCIÓN

Recuerda que las emociones están para sentirlas y todas tienen su razón de ser.

PASOS PARA CONOCER TU EMOCIÓN:

1. Siéntela y describe lo que sientes (sensaciones físicas y cognitivas)
   _____

2. Acéptala, aunque te sientas incómoda o molesta. La solución no pasa por reprimirla, evitarla o huir de ella _____
   _____

3. Analiza la emoción:

   • ¿Qué la ha activado? _____
   _____

   • Identifícala, ¿cuál es esa emoción? _____
   _____

   • ¿Qué intenta decirte esa emoción? _____
   _____

   • ¿Cómo estás actuando? _____
   _____

   • ¿Es adaptativa?, ¿te está ayudando? _____
   _____

Herramienta: TOMA DISTANCIA DE LA EMOCIÓN

PASOS PARA CONOCER TU EMOCIÓN:

Cuando el enfado o la ira hacen su aparición, puedes dejarte llevar por ellas o darte la posibilidad de responder de forma que te sientas bien. Te aconsejo que pares, hagas unas respiraciones profundas y tomes distancia de la situación o de la persona para retomar ese momento más tarde. Eso te dará una perspectiva de lo ocurrido mucho más realista, lo que ayudará a bajar la intensidad del enfado.

Una técnica que te puede ayudar es escribir lo ocurrido eliminando cualquier expresión subjetiva.

Herramienta: ACCIONES PARA GESTIONAR EMOCIONES

ACCIONES QUE ME AYUDAN A SUPERAR EL MIEDO

- Ábrete a la emoción y entiende su significado: ¿a qué tienes miedo?, ¿dónde lo sientes?, ¿huyes, luchas o te paraliza? Observa esa emoción y lo que sientes (sin juzgar).
- Enfréntate a él. (Pierde intensidad y te empodera).
- Practica técnicas de relajación. (Disminuye la activación fisiológica).
- Visualiza tu miedo. (Afrontamiento visualizado, ensayas la conducta).
- No alimentes al miedo. (Trabaja los pensamientos que lo alimentan).
- Exprésalo. Hacerlo no te hace vulnerable. (Habla de ello, dibújalo).

Elige una acción, anótala y llévala a la práctica: _____

_____

ACCIONES QUE ME AYUDAN A SUPERAR LA CULPA

- Baja tu nivel de exigencia y de perfeccionismo. «No somos perfectos, somos humanos».

- Planifica una rutina realista: gestiona y prioriza.

- Practica la compasión.

- Valora tu esfuerzo, aunque no consigas los resultados deseados.

- Trabaja tu autoestima: no te valores por lo que haces o dejas de hacer.

- Entiende que parar cuando lo necesitas es parte de tu autocuidado.

- Trabaja la asertividad (tienes derecho a equivocarte, a hacer menos, a descansar, etc.).

- Revisa tus pensamientos.

Elige una acción, anótala y llévala a la práctica: _____

_____

ACCIONES QUE ME AYUDAN A SUPERAR LA TRISTEZA

- Sal, relaciónate, no te aísles (sales reforzada).

- Ábrete a la emoción, si te pide llorar, hazlo (alivia el sufrimiento).

- Practica una actividad gratificante al día (carga energías).

- Arréglate, ponte guapa, maquíllate, ve a la «pelu» (te empodera).

- Establece una rutina (evita que te abandones en la tristeza).

- Pon un *stop* a las rumiaciones.

Elige una acción, anótala y llévala a la práctica: _____

_____

El poder de los pensamientos

Los pensamientos desencadenan respuestas fisiológicas y emocionales que nos causan ansiedad, nerviosismo, tensión muscular, respiración agitada, etc. No somos conscientes de lo poderosos que son, ni de su influencia en nosotros y en nuestra vida.

CUIDADO CON LO QUE PIENSAS

- Producen cambios fisiológicos y emocionales.
- Influyen en nuestra salud (estrés, ansiedad, percepción del dolor, etc.).
- Determinan las acciones y decisiones que tomaremos.
- Dan forma a nuestras creencias.
- Pueden tomar el control de nuestra vida.
- Cambian la percepción que tenemos de nosotros, los demás y del mundo (como unas lentes de colores).
- Condicionan la forma de vivir, sentir y afrontar cualquier situación.
- Condicionan nuestra felicidad.
- Nos llevan al pasado o al futuro.
- Nos suben o bajan la autoestima.
- Somos el producto de nuestros pensamientos de ayer.

El trabajo de nuestra mente es pensar y por ella pueden llegar a pasar alrededor de 6.200 pensamientos al día. Estos no los podemos frenar, reprimir, poner barreras o decidir que ahora no vamos a pensar, porque no es posible.

Pero sí que podemos tomar conciencia de cómo son nuestros pensamientos, las creencias que los sustentan, lo próximos o alejados que están de la realidad, etc. Es decir, podemos saber de dónde proceden los pensamientos y por qué pensamos lo que pensamos. En nuestras manos está pensar diferente, elegir un pensamiento por encima de otro, dejarlo pasar o prestarle atención. Y como los pensamientos tienen la capacidad de modular la percepción de dolor, nuestra energía y su influencia en nuestra salud física y mental, veremos a continuación ejercicios que nos pueden ser muy útiles. Los pensamientos son como semillas: aquel que plantes y riegues, crecerá.

¿Cómo son tus pensamientos?

Pensamientos ovillo

Estos tienen la capacidad de enlazarse por un tiempo indefinido (horas, días, meses, años), llámalos preocupaciones si giran en relación con una situación futura, expectativas o deseos concretos o rumiaciones, si se centran en un hecho o situación que apreciamos negativa o que afecta negativamente a nuestra autoestima.

Pensamientos loro

Son esas conversaciones, a veces interminables con nuestro yo, que por lo general atacan a nuestra persona y capacidades.

Pensamientos automáticos

Por ejemplo: ¡qué tonta he sido! ¡Qué inútil! ¡no sirvo para nada! Son irrespetuosos y repetitivos. Lo peor es que esos mensajes terminan interiorizándose engrosando tu sistema de creencias.

Pensamientos inexactos

Son pensamientos que no se ajustan a la realidad. Por ejemplo, en relación con la percepción que la persona tiene del dolor y de la enfermedad, esos pensamientos llevan a interpretaciones de la realidad erróneas y negativas:

«Todos los médicos dicen lo mismo», «Nunca me recuperaré», «Este dolor seguro que se debe a algo malo», «La comida hubiera estado muy bien si no hubiera sido por este dolor», «Ya verás como este dolor irá a más», etc.

Herramienta: DETECTA LOS PENSAMIENTOS INEXACTOS Y DISCÚTELOS

1. Para conocer si un pensamiento es inexacto y discutible puedes preguntarte

¿Incluye términos como: nunca, siempre, nadie, jamás, ninguno, todo, etc.?	«Nadie me entiende», «Siempre tengo dolor»
¿Anticipa este pensamiento un desastre?	«Si salgo, me dolerá más»
¿Culpabiliza a algo o a alguien?	«Si no hubiera salido, ahora no me dolería»
¿Es exigente?	«Debería esforzarme más», «Tengo que hacerlo»
¿Es irrespetuoso con tu valía personal?	«No soy capaz ni de andar unos metros», «Soy una inválida»
¿Anuncia el porvenir o lee la mente de otros?	«Si le digo como me encuentro, no me creerá»
¿Magnifica o minimiza la situación, circunstancia o persona?	«Mi situación es peor»
¿Lo exagera? ¿Lo polariza?	«Este dolor es insufrible»

2. Ahora, discute el pensamiento

- Primero: ¿Estás segura de que lo que piensas es así? Encuentra las pruebas que lo demuestren.
- Ahora: Valora del 1 al 10 la precisión del pensamiento con respecto a la realidad.
- Finalmente: ¿Sirve de algo este pensamiento? ¿te deja avanzar en tus propósitos o resulta un obstáculo?

Herramienta: DESPEJANDO NUBES

- Primero: Imagina que eres una gran montaña y que la cima está cubierta de nubes. Las nubes son tus pensamientos, que no te dejan ver ni actuar con claridad. Imagina que tu respiración es una agradable brisa.

- Ahora: Cuando estés preparada, haz tres respiraciones profundas: coge aire por la nariz y suéltalo lentamente por la boca como si estuvieras soplando para alejar las nubes.

- Finalmente: Con cada inhalación observa cómo las nubes van desapareciendo. Sigue hasta que el cielo esté limpio y claro. ¿Cómo te sientes ahora?

Herramienta: OTRA PERSPECTIVA

- Primero: Escribe la situación o circunstancia que ha dado origen a ese pensamiento que te ha afectado, eliminando cualquier subjetividad.

- Ahora: Léelo al cabo de unas horas.

- Finalmente: ¿Cómo ves ahora lo sucedido? ¿Resulta tan grave? ¿Tu interpretación de la realidad ha cambiado?

Herramienta: PRE-OCÚPATE

Cuando algo te preocupa, significa que está por venir, que no ha sucedido todavía. Si ese algo depende de ti, en lugar de preocuparte, puedes ocuparte preparándote para que todo salga bien (un examen, una reunión, un viaje, una entrevista, una exposición oral, una fiesta, resultados médicos...).

Gestiona tu tiempo

> Mi mente volaba elaborando mil planes.
> Mi organismo simpatizaba con cientos de obligaciones.
> Traspasé mi límite y mi cuerpo renunció.
> Me abandonó a mi suerte y la fatiga me venció.
>
> —Masé Balaguer

Planificar las tareas y organizar el tiempo resulta útil cuando padeces fibromialgia u otra enfermedad invalidante, considerando la escasa energía que dispones, las dificultades físicas y cognitivas que implica la ejecución de cualquier tarea, lo que conlleva emplear mayor tiempo y esfuerzo para su realización y termina por afectar a nivel emocional y a la autoestima.

Aprendí que menos, es más. Llegar a todo es realmente imposible y, si lo consigues, tu cuerpo queda tan dolorido y exhausto que necesitas más días para recuperarte. De por sí, la sobrecarga de tareas, trabajo, compromisos, obligaciones, concesiones... generan estrés, ansiedad, malestar, irritación, cansancio, tensión muscular, dolor, etc.

Comprendí que esa no era la mejor estrategia y que parte de la solución podía estar en no sobrepasar mis límites físicos ni mentales. Es decir, conocerme mejor. Saber cuándo parar antes de agotar mis fuerzas, energía, capacidades, paciencia... Tenía que aprender a escuchar mi cuerpo e identificar e interpretar las señales como el dolor, la fatiga, la tensión, la ansiedad, la rabia, la tristeza..., señales que me avisaban de estar al borde del límite.

Comparto aquí algunas de las estrategias que me han permitido cumplir con la rutina que me marcaba sin que afectase a mi estado de salud.

Herramienta: PRIORIZA LAS ACTIVIDADES

ACTIVIDAD

Si no priorizamos las actividades del día, tenemos la sensación de que todo es urgente y nos pasamos el día apagando fuegos y malgastando energía.

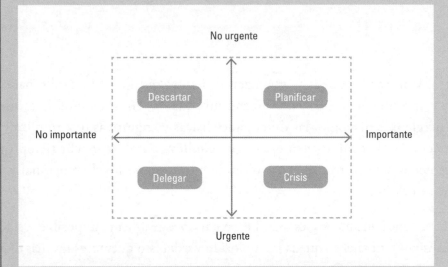

Clasifica las tareas en urgentes, no urgentes, importantes y no importantes y, a continuación colócalas en el recuadro correspondiente.

Evita el recuadro importante-urgente. Si la tarea es urgente, pero no importante, delégala. Si no es urgente y tampoco importante, descártala para ese día. Para ir bien, las tareas/obligaciones importantes tendrían que ocupar el espacio que dice «planificar», de manera que dispongas del tiempo suficiente para realizarlas sin prisas.

Herramienta: MEJOR EN PEQUEÑAS DOSIS

ACTIVIDAD

¿TE COMERÍAS UN ELEFANTE DE UN SOLO BOCADO?

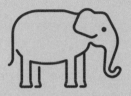

Cuando comes mucho de una sentada terminas con un empacho. Otra opción que podrías escoger sería comer la misma cantidad en un tiempo más espaciado y en pequeñas cantidades. Esta es la forma de llevar a cabo las actividades que tengo pendientes.

Son tres consejos que Bruno Moioli propone en su libro *Fibromialgia, el reto se supera,* que desde años los aplico en mi planificación semanal y puedo asegurarte que así se consigue llevar a cabo más tareas sin que tu salud se resienta.

1. ¡Divide y vence!. Cualquier actividad o tarea puede dividirse en otras más simples o en tiempos más cortos.

2. Regla del 50 %. Consiste en realizar el 50 % de las tareas de ese día o el 50 % de cada actividad a realizar.

3. ¡Simplifica!. Todo se puede realizar de forma más sencilla, de manera que ahorre tiempo o energía. Pregúntate cómo y encontrarás respuestas.

Herramienta: DI «NO» CON LA TÉCNICA DE LA MESA

A C T I V I D A D

Cuando nos piden hacer algo, parece que nos cuesta encontrar un «no» por respuesta. Con el siguiente ejercicio, verás qué fácil te resultará:

Primero, tienes que saber qué tareas tienes pendientes por hacer ese día. Será más fácil si las anotas.

Luego, visualiza que colocas cada tarea dentro de una caja y que esta la depositas encima de una mesa, cada una ocupando su espacio, sin apilarlas.

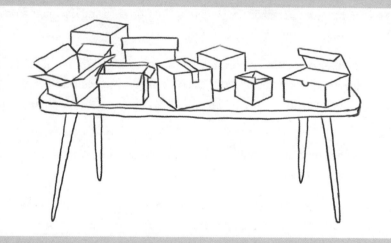

Ten en cuenta que la superficie de mesa es tu límite de tareas a realizar ese día, así que, una vez cubierta, la solución en el momento en el que aparece una nueva tarea es decir «no», porque no caben más cajas. Si no hay más remedio que aceptar esa nueva tarea, entonces puedes cambiarla por otra.

Herramienta: DESCANSOS

ACTIVIDAD

Para mantener nuestra salud, bienestar y aumentar nuestra eficacia y productividad, necesitamos alternar periodos de actividad con periodos de descanso.

No me refiero a hacer la siesta o a dormir por la noche, sino a simplemente dejar por un momento esa actividad que estamos realizando para despejarnos, distraernos un poco o movernos para dar el tiempo suficiente a nuestro cuerpo y mente a recuperarse del esfuerzo.

Si realizas un trabajo mental o estudias, hay una técnica de gestión del tiempo muy conocida para los amantes de la productividad llamada la «técnica Pomodoro». La desarrolló un estudiante, Francesco Cirillo, a finales de los años ochenta del pasado siglo xx, cuando se preparaba para unos exámenes. Se dio cuenta de que a partir de un periodo de estudio sin descanso su rendimiento disminuía. Así que, con la ayuda de un temporizador de cocina en forma de tomate (de ahí el nombre Pomodoro), estableció tiempos de estudio de 25 minutos, seguidos de 5 minutos de pausa. Esta frecuencia la repetía 3 veces y en la cuarta la pausa debía ser de entre 20 a 25 minutos.

Esta técnica la utilizo muchísimo, tanto si estoy realizando una actividad mental como si es física. Lo que tienes que experimentar son los tiempos que a ti te van bien. Hay personas que prefieren hacer el descanso a los 45 minutos o a la hora. Te invito a que lo descubras.

Herramienta: TU RUTINA, MANTENTE ACTIVA SIN MIEDO AL DOLOR

ACTIVIDAD

Voy a ser sincera, esta propuesta es un reto de los de verdad. El objetivo es normalizar las tareas diarias manteniéndote activa y evitar caer en el ciclo de la actividad mantenida seguida de un reposo obligado.

1. Anota las actividades que se repiten todas las semanas, distribuidas en dos columnas:

Tareas y obligaciones	Ocio y tiempo para ti

2. Analiza las tareas que has anotado en la primera columna.

   Lo que se busca son soluciones, es decir, encontrar otras maneras de realizar esas tareas que se han podido abandonar a causa del dolor, la fatiga y otros síntomas, como consecuencia del esfuerzo, o la dificultad física o mental para su realización.

ACTIVIDAD

- ¿Esta actividad me supone un esfuerzo o dificultad que no puedo asumir, porque, si lo hago, mi estado de salud empeora? En caso afirmativo especifica exactamente cuál es la dificultad y piensa en una solución. Encuentra otra forma distinta de salvar la dificultad.

- ¿Qué tareas largas y/o pesadas puedo dividir en tiempos más pequeños o en fases de ejecución? Recuerda lo dicho en el apartado «mejor en pequeñas dosis».

- ¿Cuáles puedo delegar en todo o en parte? utiliza el cuadro de urgente/Importante que encontrarás en el apartado «Prioriza las actividades». Véase página 136.

- ¿Cuáles puedo simplificar?

- ¿En cuáles necesito pedir ayuda?

3. Encuentra el momento óptimo

   Observa en qué momento del día sientes:

   - Menos fatiga.

   - Menos dolor.

   - Más energía/ánimo.

A C T I V I D A D

Anota en el cuadro siguiente las actividades de la semana de la siguiente forma:

	Lunes	Martes	Miércoles	Jueves	Viernes	Sábado	Domingo
Mañana (1ª. hora)							
Media mañana							
Mediodía							
Tarde (1ª. hora)							
Media tarde							
Noche							

- Intercala tareas pesadas con livianas (ya sea por tiempo o dificultad).

- Realiza las pesadas cuando tu nivel de energía es más alto y el dolor menos intenso.

- Realiza las livianas en los momentos del día que sientes menos energía y los síntomas se agudizan.

- Establece tiempos holgados entre tarea y tarea.

- Descansa entre tarea y tarea.

- Incluye para cada día de la semana una actividad agradable para ti, de ocio, o tiempo para ti.

Quiérete y brilla

Eres única, cuando sonríes amanece una nueva esperanza
Cuando tus ojos brillan, se desvanece todo sufrimiento
Cuando amas eres música en mi corazón
Gracias por existir

—Masé Balaguer

La incomprensión de lo que sucedía en mi cuerpo y la lucha que libraba contra él terminó por odiarle y por odiarme también a mí, por la persona en la que me había convertido.

- ¿Quién quiere a un cuerpo agotado y dolorido?

- Tan pesado que el colchón te engulle igual que arenas movedizas,

- Tan cansado que respirar resulta agotador,

- Tan débil que ni un cuerpo anciano lo supera,

- ¿Cómo quererme si no me reconozco? Si dejé de ser esa persona que amaba.

Es imposible manejar la fibromialgia si no crees en ti, si no sabes reconocer y apreciar tus habilidades y capacidades, si no valoras tus éxitos por pequeños que te parezcan, si crees que no te mereces nada mejor, si no te quieres. Tú no eres «una fibromiálgica», una paranoica, una depresiva, una inválida… Nadie lo es. Son etiquetas que has escuchado o imaginado y has terminado por creértelas.

En este capítulo quiero enseñarte a diseñar etiquetas para ser quien quieres ser y volver a quererte. Nadie detiene a una persona empoderada, ni siquiera tus propios pensamientos. Libérate de creencias sin fundamento, levántate y echa a andar. La clave para conseguirlo está en practicar la amabilidad, la comprensión, el respeto, la gratitud, el amor hacia tu cuerpo y mente, el sentir que te mereces una vida de calidad y sobre todo volver a creer en ti.

Empezaremos por encontrar aquellas creencias que te frenan, que dinamitan tu autoestima, o que te anclan al dolor y la enfermedad. Aquellas creencias en las que el lorito de tu conciencia se recrea; esa voz interna que no deja de alimentar pensamientos inexactos, alejados de la realidad y que disparan emociones desadaptativas, y que terminan reflejándose a través de malestar en tu estado físico, mental y emocional. Una herramienta que te ayudará a elaborar nuevas creencias es «el poder de las afirmaciones».

Para rebajar tu malestar puedes empezar por cuidar tu lenguaje, especialmente el que va dirigido hacia a ti. Analiza cómo es. No es lo mismo decirte «soy torpe», que «he estado torpe»; «soy fibromiálgica» que «tengo fibromialgia». Evita el verbo ser cuando te dirijas a ti. Háblate con amor, con amabilidad. Ponte a prueba. Ahora mismo, anota las cosas amables y cariñosas que te has dicho en el día de hoy. ¿Hay alguna? A veces nos tratamos tan mal, nos decimos cosas tan horrorosas… y, en cambio, no se las dirías a un amigo. Baja la exigencia que te impones. Tu día está lleno de «tengo que…», «debo…». El lenguaje nos paraliza. Tacha el «me gustaría» por el «voy a…» o el «no puedo» por el «voy camino de…» y el que más me gusta «estoy feliz cuando…» por el «soy feliz». En el ejercicio «palabras poderosas» puedes cambiar ese lenguaje por otro que te hable bien de ti y te ayude a conseguir tus objetivos.

En la herramienta Mi nuevo yo: Soy…, que encontrarás más adelante, te sugiero que dejes volar tu imaginación, al igual que hacen los niños. Cuando a ellos se les pregunta qué quieren ser de mayor, no analizan si pueden ser o no ser, simplemente responden «yo quiero ser princesa, astronauta, caballo, rico, Spiderman, Pocahontas…». No conocen los límites hasta que nosotros se los mostramos, y estos son etiquetas que terminas por creerte y algunas la llevas a cuestas toda la vida. Créate a ti misma. Haz una introspección y busca cualidades y habilidades positivas que destacan en ti y otras que te gustaría mejorar. Eres quien quieres ser.

Una práctica que te ayudará a realizar los ejercicios de este apartado es la herramienta que yo llamo «Reunión con la persona más importante». Y, para que en momentos bajos no olvides todo lo que has conseguido y aprendido, te aconsejo que lo anotes en un diario. Cuando solo te focalices en lo negativo, el diario será tu luz en un túnel donde solo ves oscuridad, que te animará a continuar sumando éxitos y aprendizajes.

Confía en ti.

> Párate a pensar en todo lo que has logrado y serás consciente de todo lo que todavía podrás conseguir.
>
> —Masé Balaguer

Herramienta: ROMPE CREENCIAS LIMITANTES

Las creencias son pensamientos en forma de juicios, ideas y opiniones sobre nosotros, los demás, el entorno, la vida, etc., que se forman a partir de lo que vemos y aprendemos de nuestro entorno, de nuestras vivencias y experiencias, de nuestra genética, etc., cosas que nos sirven de filtro o lente ofreciendo un enfoque particular de ver y entender la realidad. Esto influye en cómo nos sentimos, pensamos y actuamos.

Se crean a lo largo de nuestra vida de forma silenciosa y, sin someterlas a juicio, las aceptamos y tomamos como propias. Son pensamientos que tomas como ciertos, aunque no puedas demostrarlos; pensamientos que minan tu autoestima, la confianza que tienes en ti y son un obstáculo para tus propósitos.

CREENCIAS QUE ESCUCHO A MENUDO:

- La fibromialgia no se mejora; al contrario, tu salud empeora.

- Mi caso es distinto, ni la medicación me hace nada.

- He probado de todo y no hay nada que funcione.

- No tengo fuerza de voluntad.

- No tengo remedio, soy un caso perdido.

- Me han dicho lo que tengo que hacer… pero es que yo soy así y no puedo cambiar.

LA FÁBULA DEL ELEFANTE DE JORGE BUCAY

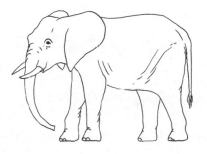

Te explicaré la historia de un elefante que nació y creció en un circo. De pequeño lo ataron a una estaca que le impedía huir, a pesar de sus numerosos intentos para liberarse. En la edad adulta, dejó de intentarlo porque su creencia arraigada de no poderse liberar lo mantuvo inmóvil y le hizo seguir preso para el resto de su vida.

Las creencias limitantes perjudican la evolución de la recuperación y entorpecen el tratamiento. Si tomas conciencia de ellas, las podrás cambiar por otras que jueguen a tu favor.

✓ **Así piensas, así harás**

Si crees que puedes, estás en lo cierto;
Si crees que no puedes, también.

—Henry Ford

Te propongo una práctica que te ayudará a descubrir creencias, reflexionar sobre ellas y después, un último paso que te ayudará a desmontarlas. ¿Empezamos?

PRÁCTICA

1. ¿Cuáles son tus creencias limitantes? Anótalas

Sobre el dolor	Sobre el ejercicio físico
_____	_____
_____	_____
_____	_____
Sobre ti	**Sobre tus emociones**
_____	_____
_____	_____
_____	_____
Sobre tu capacidad para afrontar	**Sobre tu soledad**
_____	_____
_____	_____
_____	_____
Sobre _____	**Sobre _____**
_____	_____
_____	_____
_____	_____

PRÁCTICA

2. Reflexiona sobre tus creencias:

- Origen de esa creencia (quién te lo ha dicho, dónde lo has oído).

  _____

- ¿Cuándo ocurrió y cuál fue el contexto? _____

  _____

- ¿Qué pruebas tienes que sustenten esa creencia? _____

  _____

- ¿Te ayuda a conseguir tus propósitos, tu crecimiento personal, en tu vida, en tu relación con los demás…? _____

  _____

- ¿Te ayuda en algo esa creencia? _____

  _____

3. Desmonta tus creencias

Ayúdate de afirmaciones. Escribe afirmaciones que desmonten tus creencias:

_____

_____

_____

_____

_____

_____

Herramienta: EL PODER DE LAS AFIRMACIONES

Las afirmaciones tienen un poder de autogestión, proyección y enfoque increíbles. Me han ayudado a aceptar a un cuerpo dolorido, agotado y con una mente incapaz de procesar nada. Me han ayudado a sentirme viva, a tener fuerzas para seguir adelante, a quererme de nuevo, y a romper creencias irracionales sobre el dolor o mi valía por sufrir una enfermedad invalidante.

EJERCICIO

Escribe más abajo afirmaciones dirigidas a ti con amor. No importa que no lo sientas, el cerebro no distingue si es real o producto de nuestra imaginación. La repetición de afirmaciones cambia pensamientos, actitudes, creencias y ayuda a enfocar la mente en lo que queremos conseguir.

_____

_____

_____

_____

_____

- Me quiero, me acepto tal como soy, me perdono y me cuido.

- Acepto y quiero mi cuerpo con sus dolencias e imperfecciones.

- Cuido de mí, de mi cuerpo y de mi mente.

- No soy egoísta por dedicarme un tiempo a mí, porque mi cuerpo lo necesita, porque me quiero y soy lo más importante.

Las afirmaciones me han ayudado a no perder la ilusión de vivir, a no rendirme y a convertirme en la persona que soy ahora. Porque ellas me han enseñado que puedes ser la persona que quieras ser y a vivir la vida que quiera vivir.

> **Si no te gusta algo de ti cámbialo,
> solo tú puedes hacerlo y tuya es la decisión.**

Como dice el refranero, el genio no nace, se hace. No se nace temeroso, ansioso, impuntual, quejica, torpe o habilidoso en algo… La repetición de conductas, comportamientos, pensamientos, etc., terminan por convertirse en unos patrones o respuestas automatizadas, que refuerzan nuestras creencias, nuestro enfoque de ver la realidad, que nos caracterizan ante los demás y que nos identifican. No significa que esos cánones o códigos, la forma en cómo respondemos, nos gusten o los aceptemos, sino que no somos conscientes de esos patrones aprendidos. Recuerda la fábula de los monos y el racimo de plátanos del primer apartado del libro.

Con frecuencia escucho: «He sido así toda la vida y no puedo hacer nada para evitarlo» o «Yo antes no era así, la enfermedad me ha cambiado, y no me gusta en lo que me he convertido».

> **Somos lo que hacemos repetidamente.**
> —Aristóteles

ANÉCDOTA

Algo que me ha perseguido toda la vida es la impuntualidad. No sé
dónde lo aprendí, ni cuándo empezó ese patrón. Es algo que nunca
me ha gustado, incluso me molesta, pero no conseguía cambiarlo.
Una vez leí que quien es impuntual lo será toda la vida y por mucho
que haga por cambiarlo, su subconsciente lo traiciona para reforzar
su creencia de persona impuntual. Y es cierto, por muy temprano que
empezara a prepararme, llegaba tarde. Y así seguí, hasta que decidí
cambiar la creencia. En un trocito de papel anoté «soy puntual».
Lo leía y me lo repetía todos los días. Ahora llego puntual, incluso
5 minutos antes.

AFIRMACIONES PARA CAMBIAR CUALIDADES Y HÁBITOS

Si hay cualidades que en ti no te gustan y quisieras cambiar, o, por el
contrario, habilidades que te gustaría que destacaran en ti, empieza por
crearlas en tu mente y luego creértelas. Haz como yo, anótalas en forma
de afirmación y repite la afirmación cada día, hasta que esa cualidad forme
parte de ti o de tu rutina.

_____

_____

_____

_____

_____

Herramienta: MI NUEVO YO: SOY...

Eres quien crees ser.

Algo que tiene la fibromialgia y otras enfermedades invalidantes es que se lleva por delante tu vida, proyectos, ilusiones… y también la persona que eras.

Pasas por un sinfín de situaciones a las que nunca antes te habías enfrentado, difíciles de lidiar y de superar y eso crea una percepción errónea sobre tu capacidad de afrontamiento y superación.

> **La fibromialgia cambia la percepción e imagen que tenemos de nosotros mismos.**

Es entonces cuando aparece un lenguaje del que no somos conscientes y repetimos con frases y palabras: soy torpe, inútil, mayor, inválida, fibromiálgica, despistada, desmemoriada, lisiada, vaga, depresiva, cascarrabias… palabras que envenenan nuestra autoestima y terminamos por creer que somos esa persona.

Es cierto que la fibromialgia emborronó la persona que era, pero también me ha permitido ser quien soy y quiero ser.

UN DÍA ESCRIBÍ PARA MÍ:

Soy optimista, positiva, creativa, compasiva, valiente, atrevida, alegre, decidida, emprendedora, fuerte, generosa, enérgica, PUNTUAL y la persona más importante de este mundo, porque he decido quererme y creer en mí.

Quizás me inspiró el poema de Juan Berteaux, autor de *Cultura Positiva, El lado bueno de todas tus cosas.*

Empiezo por mí,
empiezo a quererme,
empiezo a entenderme,
empiezo a cuidarme,
empiezo por mí.

Porque me elijo a mí,
porque sé que tengo el poder de cambiar mi vida,
porque aprendí que puedo hacerme feliz.

Empiezo porque me necesito.
Empiezo por mi paz, empiezo por mí.

EJERCICIO

Recuerda este poema. Llegó el momento de recuperar la autoestima y la persona que quieras ser, de quererte y de creer en ti.

Anota las fortalezas, cualidades y habilidades que destacan en ti y te hacen especial. Tienes muchas, te sorprenderás. Pero si no se te ocurren puedes preguntar a familiares y amigos.

Soy _____

_____

_____

_____

_____

Herramienta: PALABRAS PODEROSAS

Las palabras son poderosas. Una sola palabra te puede agitar, sosegar, incendiar, angustiar, aquietar, deprimir, fortalecer, animar, impulsar, avivar sentimientos, ilusiones, expectativas, recuerdos...

Algunas pueden permanecer en nuestra mente minutos, horas, días, repitiéndose sin descanso hasta que terminamos por creerlas, sintiendo y viviendo conforme a esa palabra o frase: no puedo, no sirvo, el dolor me mata, no tengo valor, no me esfuerzo lo suficiente, soy débil...

Si te dices «No puedo», estás en lo cierto, y si te dices «Yo puedo», también estás en lo cierto. ¿Qué prefieres decirte?

Vigila lo que te dices, porque acabarás por creértelo.

Cuento con una lista de palabras y frases propias (mantras) que he utilizado, según el momento para conseguir un cambio que me beneficiara.

MIS MANTRAS

PARA LEVANTARME UN DÍA CON DOLOR Y EXHAUSTA:

«AMUNT!» (traducción: ¡arriba!; up!; sveglia!; forza!; allez! …).

PARA TIRAR DE MI CUERPO:

«Venga, que puedes. Lo has hecho y conseguido otras veces»,
«El mundo no se acaba si hoy no lo hago», «Hoy daré la oportunidad
a otros para que hagan esa tarea».

MIS MANTRAS

PARA UN DÍA DE ESTRÉS EN EL TRABAJO:

«Tengo dos manos, una cosa detrás de otra»,
«Las prisas son malas consejeras. La paciencia una virtud».

PARA CUANDO ME EQUIVOCO:

«Equivocarse es de sabios»,
«Aprendo y crezco con cada equivocación».

EJERCICIO

Confecciona tu lista de palabras y frases que te ayuden esos días de dolor, fatiga extenuante y mente nebulosa, que te ayuden a levantarte, a seguir, a recobrar fuerza, esperanza, seguridad, confianza y repítelas como un mantra.

_____

_____

_____

_____

_____

_____

_____

_____

_____

_____

_____

_____

_____

_____

_____

_____

Man significa «mente» y *tra*, «protección». *Mantra,* pues, significa algo así como «protección para la mente». De hecho, los mantras ayudan a aquietar la mente.

Herramienta: REUNIÓN CON LA PERSONA MÁS IMPORTANTE (RPMI)

Personalmente me gusta rodearme de personas que suman. Relacionarme con ellas me permite crecer, porque sacan lo mejor de mí. Por eso todos los días me reúno con la persona más importante de este mundo y de mi vida: yo. Con ella, debato, comparto posiciones distintas, analizo, aporto soluciones, etc.

Aprendí esta técnica de Gustavo Piera en *El arte de gestionar el tiempo*, a esa reunión Gustavo la denomina RCMM, yo prefiero llamarla RPMI (Reunión con la Persona Más Importante). Consiste en dedicarte un tiempo al día a ti, a conocerte mejor, a reflexionar, analizar sobre ti, sobre situaciones, acciones, etc.

EJERCICIO

Marca en tu agenda un espacio para ti y busca un lugar tranquilo para hacerlo. Avisa a los demás de que tienes una reunión muy importante y no pueden molestarte. Es un espacio íntimo donde repasas objetivos, tomas decisiones, te enfocas en lo importante, repasas tu rutina, anotas tus logros del día, agradeces, gestionas emociones… o simplemente disfrutas de ese tiempo. Es un espacio que dedicas a cuidarte y a tu salud.

Decide el momento del día que te vas a destinar a ti, anótalo y empieza a practicarlo _____

Dedícate un ratito a ti, porque te lo mereces,
porque eres importante,
porque has decidido cuidar de tu salud.

Herramienta: DIARIO DE ÉXITOS Y APRENDIZAJES

EJERCICIO

Anotar nuestros éxitos nos ayuda a recordar aquello que hemos mejorado y lo que hicimos para lograrlo. También es útil anotar acciones que no salieron como esperábamos para extraer un aprendizaje y mejorarlo la próxima vez.

Leerlo cuando te vienes abajo ayuda a ver lo lejos que has llegado, lo que has sido capaz de hacer y darte cuenta de que puedes seguir sumando éxitos.

Conforme avanzas en tu recuperación o en tus propósitos anota aquí tus logros y qué has hecho para conseguirlo o cuál ha sido el aprendizaje:

_____

_____

_____

_____

_____

_____

_____

_____

_____

_____

Cuida tu enfoque

No dejaré que mi vagón caiga al vacío.
Haré que mis ruedas transiten hacia lo más alto,
como mi ánimo.

—Masé Balaguer

Me considero una persona positiva, y serlo me ha ido bien, por eso te invito a que lo seas tú también. Pero primero creo necesario aclarar el significado de la palabra positivo para mí, porque últimamente se habla de psicología positiva, de pensar en positivo, de ser una persona positiva, de enfocarse en lo positivo, etc., cosas que quizás se han malinterpretado.

El ser positiva no se trata de esconder o reprimir sentimientos, o de fingir estar bien, quitar importancia a los problemas, etc. Hay quien piensa que estar en un modo positivo es la forma de sentirse feliz. No es así.

Positivo y negativo son dos formas de ver un todo. Cuando sientes en modo positivo reconoces que hay otra parte, la negativa, que también forma parte de tu vida. Son dos polos indisolubles, debes aceptar que uno no existiría sin el otro. Ser positiva es reconocer y aceptar tus problemas, tus miedos, tus fracasos, tu dolor y saber enfocar tus energías en los aspectos favorables que te permiten crecer y seguir hacia adelante. Sentir en positivo o en negativo es un tema de enfoque.

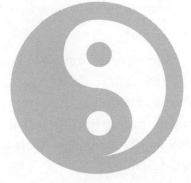

Ser positivo es una forma de observar la realidad. La realidad, en verdad, no es tan real como parece. Es la interpretación que le das a unos hechos, circunstancias, situaciones, objetos, personas etc., es decir, la realidad está cargada de subjetividad, de la tuya, pues se conforma con tus experiencias, creencias, pensamientos, estado emocional, etc.

EJERCICIO DE REFLEXIÓN

Imagina un día espléndido en el que te sientes pletórica, ligera, sin dolor… la temperatura es cálida y el tiempo agradable y sales a pasear por el bosque. Visualiza la situación y párate a sentir: ¿Qué oyes?, ¿Qué ves?, ¿Qué sientes?, ¿Qué hueles?

Mientras caminas te encuentras a una pareja, alarmada, que parece asustada y te advierte de la aparición de un oso que ha estado a punto de alcanzarlos y que se encuentra muy cerca de allí. La pareja se aleja corriendo y te quedas allí, en medio del camino. ¿Los sonidos ahora son igual de agradables, o parecen más amenazantes?, ¿Ves más sombras que antes?, ¿Percibes los mismos olores? El camino es el mismo, pero una circunstancia ha cambiado tu percepción de la realidad.

Imagina el mismo camino con otras situaciones. Por ejemplo, imagina que mientras lo recorres recibes una noticia triste, o sucede algo por lo que te enfadas… y luego, hazte las mismas preguntas. ¿Has percibido los mismos sonidos, colores, olores, sensaciones cuando te has sentido feliz, tiste, enfadada o con miedo?

Hemos visto que el dolor viene acompañado de sentimientos como el miedo, la tristeza o la ira, y eso deriva a un enfoque distorsionado por el que los estímulos se perciben más catastrofistas y amenazantes, cosa que mantendrá encendidas las alarmas de nuestro organismo. Esto no solo aumentará tu malestar físico y psicológico, sino también cambia tu forma de responder, de actuar, de comunicar, de sentir…

El enfoque positivo alivia la percepción de dolor y el sufrimiento emocional, potencia la capacidad para gestionar y para afrontar los desafíos del día a día y te permite apreciar esas pequeñas cosas o momentos de vida que nos hacen sentir bien.

En este apartado vas a encontrar herramientas que te servirán para ampliar tu enfoque, para que puedas observar los dos polos de los que te he hablado al principio, donde quepa el dolor, la pérdida, los problemas, pero también las pequeñas cosas de la vida, aquellas que te hacen sentir bien. Cuando somos capaces de ver esos pequeños momentos del día, que yo llamo perlas, esto cambia tu humor, tu estado de ánimo, tu energía… genera una actitud más tolerante, positiva, creativa, solidaria, respetuosa, responsable y optimista.

Cuando tomaba conciencia de que un determinado estado no me estaba ayudando, lo cambiaba de forma consciente y en el sentido que me interesaba. Si me apetecía llorar, me ponía música que ayudara a que fluyera; si me sentía apática sin ganas de nada, me ponía música para bailar y eso me estimulaba; si me sentía triste y consideraba que esta emoción no me estaba ayudando, practicaba la sonrisa; si me sentía sola, abrazaba a mi pareja o a mi hija un buen rato hasta que pasaba esa sensación… Esos pequeños gestos me han ayudado a sentirme bien, a pesar de estar hecha un trapo.

Algo que te hará sentir bien es practicar una actividad que te guste. Para mí ha sido desarrollar este proyecto, que empezó con la intención de ayudar a otras personas con fibromialgia y ha terminado siendo mi ikigai; mi propósito en la vida.

> **RECUERDA:**
>
> *También puedes cambiar tu realidad cambiando el lenguaje.*

Herramienta: ACTIVIDAD GRATIFICANTE

Recupera aquellas actividades que quedaron atrás a causa del dolor y la fatiga. Son tan necesarias como el comer o dormir, actúan como un analgésico para quien sufre dolor, están asociadas a emociones agradables y desvían la atención del dolor. Practicarlas es un hábito saludable y además un ejercicio terapéutico, pues no solo es beneficioso para la salud en general, también forma parte del tratamiento para aliviar el dolor.

BENEFICIOS DE INCORPORAR ACTIVIDADES ESTIMULANTES A TU VIDA:

- Reducen la percepción del dolor. Generas serotonina, un inhibidor del dolor que también mejora el estado de ánimo.

- Reducen los niveles de estrés. Calman tu mente y alivian la ansiedad.

- Mejoran el sistema inmunológico, el sueño y el humor.

- Mejoran la autoestima, la confianza y la seguridad en ti misma.

- Mantienen activos cuerpo y mente.

- Promueven el desarrollo de capacidades y habilidades.

- Mejoran la capacidad cognitiva, intelectual, el aprendizaje y la memoria.

- Es un momento que te dedicas a ti y a tu autocuidado.

- Tienes la satisfacción de hacer algo que te gusta.

- Te mantiene activa.

EJERCICIO

Encuentra una o dos actividades que te motiven y practícalas mínimo 3 veces a la semana.

Si no sabes qué actividad gratificante realizar, recuerda qué juegos, actividades o intereses practicabas cuando eras niña, adolescente... o la que te hubiera gustado hacer. ¿Recuerdas alguna actividad que siempre te ha motivado y dejaste para un futuro? (cuando sea mayor, cuando los niños crezcan, cuando me jubile, cuando me case...).

_____

_____

_____

_____

_____

_____

_____

_____

_____

_____

_____

_____

Aquí te dejo algunas ideas para que encuentres actividades que puedan gustarte:

Culturales/educativas

- Visitar museos, exposiciones, etc.
- Ir al cine o al teatro.
- Excursiones turísticas, visitar ciudades, visitas guiadas, visitar ferias temáticas (medieval, enología, de turismo, internacionales...).
- Aprender idiomas, a tocar un instrumento, meteorología, historia, costura, etc.

Sociales

- Hacer excursiones.
- Practicar juegos de mesa.
- Salir con amigos.
- Apuntarte a un club social: juegos de mesa (ajedrez, domino, cartas...).

Físicas

- Practicar un deporte (taichí, yoga, aerobic, natación...).
- Jardinería.
- Bailar (de salón, *jazz, swing*...).
- Hacer excusiones a la montaña o senderismo.
- Salir a caminar.
- Bricolaje.

Creativas

- Fotografía.
- Manualidades (papiroflexia, papel maché, ganchillo, etc.).
- Dibujar/pintar.
- Trabajar con flores secas.
- Restaurar muebles.
- Hacer cerámica.
- Escribir.
- Construir barcos en miniatura.

Agradece

Agradecer es valorar lo que hacemos y tenemos. Nos ayuda a enfocarnos en aquello que funciona en nuestras vidas, en lo positivo y en lo que nos hace conscientes, agradecer da luz a los pequeños momentos del día en los que te has sentido bien.

Existen estudios que concluyen que la gratitud tiene efectos positivos en la salud, tanto física como mental; reduce los síntomas de malestar físico como el estrés, mejora la calidad del sueño, produce hormonas del bienestar (dopamina, serotonina), la respiración se vuelve más profunda… Además, nos ayuda a enfocarnos en los aspectos positivos de lo que sucede, mejorando así la actitud para afrontar cualquier situación y aumentando la sensación de bienestar.

Esther Rojas Merino, instructora de *Mindfulness* y amiga, explica que agradecer consiste en:

Sentirse agradecidos por lo que ahora está en nuestra vida, en lugar de sentir carencia por aquello que nos gustaría tener y no tenemos. La gratitud implica ser conscientes de cada pequeño detalle de nuestro día a día, de todas esas pequeñas cosas que nos rodean y a las que la mayoría de las veces no prestamos ninguna atención. Se trata de apreciar y valorar todo lo que está a nuestro alrededor, de mirar con ojos nuevos para ver en aquello ya tan conocido la belleza que esconde.

@sali_meditación_y_mindfulness

Herramienta: DIARIO DE AGRADECIMIENTOS

EJERCICIO

Agradece cada día, confecciona tu lista o diario de agradecimientos.

_____

_____

_____

_____

_____

_____

_____

_____

_____

_____

_____

Practicando este ejercicio sentirás, con los días, que aumentan los momentos que son agradables, que tienes más que agradecer de lo que creías y que eso se refleja en la actitud, en la motivación que tienes para hacer las cosas y en el humor.

ALGUNOS EJEMPLOS: AGRADEZCO...

- A las personas que están en mi vida, por dejarme compartir con ellas.

- Sentir un nuevo día.

- La sonrisa de quien acaba de ponerme un café.

- A los alimentos que he tomado, que son fuente de energía y vitalidad para mi cuerpo.

- Al esfuerzo que hacen mis pies en cada paso que doy.

- A lo que no entiendo, como es esta enfermedad, porque me ha enseñado a elegir lo mejor para mí y a ver lo mejor de la vida.

- A los desafíos, como el dolor, por los aprendizajes que me ha dado y ha sacado de mí mi mejor versión.

Sonríe

> Que el dolor y la fatiga no me amarguen el día,
> les sonrío y les pido una tregua.
>
> —Masé Balaguer

La sonrisa tiene un poder y efecto increíbles. Pero no es fácil sonreír cuando cada mañana despiertas con dolor, echa un trapo y con un cuerpo más cansado que cuando te acostaste.

Después de practicar el escáner corporal que ya conoces, para poder salir de la cama, esbozaba una sonrisa para encarar bien el día porque era consciente de sus beneficios y efectos. Algunos días me resultaba complicado y la forzaba con un lápiz que sostenía con los dientes mientras, somnolienta, preparaba el desayuno. En determinados momentos resultaba espontánea y en otros la practicaba de manera consciente como parte de una meditación. Mi frase es «La paz interior empieza con una sonrisa». Sea como sea, busca momentos para sonreír. Te propongo varios ejercicios para practicar la sonrisa.

Herramienta: FUERZA UNA SONRISA

Sujeta, si puede ser, más de 15 segundos, un lápiz con los dientes de manera que los músculos de la cara se tensen al igual que cuando sonríes, de ese modo envías señales al cerebro y sentirás cómo poco a poco tu estado de ánimo cambia.

Herramienta: REGALA SONRISAS

Aunque no lo sientas y no tengas motivos para sonreír, dedícale una sonrisa a alguien. El efecto es mayor cuando la otra persona no lo espera. Cuando lo hagas, sostén la sonrisa y observa la reacción y el efecto en la otra persona, y cómo te sientes después.

Herarmienta: LA SONRISA INTERIOR

Esta es una práctica taoísta que ayuda a relajar cuerpo y mente. La glándula tiroidea está conectada con nuestra sonrisa, por eso cada vez que sonríes la glándula se activa y sientes esa sensación agradable de bienestar y relajación. Cuando sonreímos, en nuestro cuerpo se liberan ciertas sustancias como las endorfinas, la serotonina y otros analgésicos naturales que además reducen los niveles de adrenalina y cortisol, hormonas causantes del estrés.

Práctica

La sonrisa interior ayuda a conseguir ese estado de conciencia que antecede al trabajo meditativo, estático o en movimiento. Consiste en esbozar una ligera sonrisa en tu rostro, sentirla y, luego, trasladarla con nuestro pensamiento e intención a todas las partes de nuestro cuerpo, en sentido descendiente y acompañando de respiraciones lentas y profundas. Siente cómo allí donde diriges tu sonrisa esa parte entra en un profundo estado de calma y bienestar.

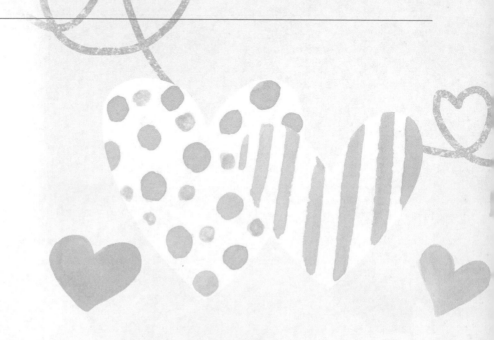

Herramienta: MI DIARIO

Leí que hay dos momentos importantes en nuestro día: cuando despertamos y cuando nos vamos a dormir. Aprendí, además, que hay herramientas con las que puedes valerte si el día o la noche vienen girados, como el ejercicio de las afirmaciones positivas, el de agradecer, planificar o revisar objetivos, practicar técnicas de relajación...

Está claro que dependiendo de cómo te levantes así será tu día: si te levantas con el pie cambiado, ese día será para pasar página. Cuando sufres dolor persistente y otros síntomas invalidantes, tu día ya está condicionado. Personalmente, levantarme con dolor ya me ponía de mal humor y, a partir de ahí, el día resultaba gris, las conversaciones vacías, los besos fríos, la gente insolente, todo resulta más complejo, etc.; lo que conseguía así era alimentar la tristeza, la frustración y la ira. Pero también en la noche puede ser difícil, porque por lo general se sufren alteraciones del sueño que no están para facilitarnos la vida.

De ahí que tomara cartas en el asunto para no empeorar los síntomas, y las he resumido en el ejercicio «Mi diario». Yo lo practico todos los días, para asegurar mi bienestar y velar por mi salud, sabiendo y aceptando que durante el día pasarán cosas agradables y otras que no lo serán, pero sé que su impacto en mí y en mi salud será mucho menor.

- **Palabra o frase que me dedico a mí:**

  _____

- **Frase para empezar el día:**

  _____

- **Visualizo que el día de hoy va a ser increíble porque:**

  _____

  _____

  _____

- **Una acción que me acerque a mi objetivo:**

  _____

Importante del día:

_____

_____

_____

_____

_____

Mi reto de hoy:

_____

_____

Notas: _____

_____

_____

- **Aprendizajes del día**

_____

_____

_____

Reunión conmigo:

✳ ✳ ✳ ✳ ✳ **Ejercicio**

✳ ✳ ✳ ✳ ✳ **Alimentación**

✳ ✳ ✳ ✳ ✳ **Descanso**

✳ ✳ ✳ ✳ ✳ **Tiempo para mí**

✳ ✳ ✳ ✳ ✳ **Actitud**

✳ ✳ ✳ ✳ ✳ **Sonrisa/abrazo/ayudar a otros**

Momentos mágicos del día:

_____

_____

_____

_____

Pensamiento recurrente

_____

CAPÍTULO 5

Entrevistas. Hablamos con...

Masé Balaguer, sobre ella y la escritura como terapia

Escribir permite liberar emociones, aclarar y ordenar ideas y conocernos mejor, porque favorece la comprensión e invita a la reflexión. Hay quien necesita, como yo, escribir para entender mejor, y es que el acto de escribir obliga a pensar más despacio, a sentir desde la distancia, evitando así la aparición de emociones intensas. Por eso y más, se dice que la escritura puede ser terapéutica. Pero prefiero que sea Masé quien nos desvele cómo escribir favorece a su salud, a su bienestar y más sorpresas que quiero que descubras.

Nos conocimos en mi primera edición de Mentoring en noviembre de 2021, por videoconferencia. Resultó que las dos rondábamos los 50, que le diagnosticaron fibromialgia tres años antes que a mí, en el 2019 y que vivíamos en la misma ciudad, lo que nos permite vernos con cierta frecuencia y con motivo de este libro quise hacerle unas cuantas preguntas que pasaban por mi cabeza:

MAR.—He tenido la suerte que a parte de la fibromialgia no he tenido problemas de salud serios. ¿Tu caso es similar?

MASÉ.—En mi caso desde el año 2002 mi salud ha estado resentida por varias enfermedades. Te explicaré las dos más graves. La primera, fue ese mismo año 2002, tuve un infarto isquémico cerebral que paralizó el lado derecho de mi cuerpo, tardé dos años en superarlo, tuve que volver a aprender a caminar, a hablar y a escribir. La segunda, que me incapacitó durante trece meses, fueron varias discopatías en las lumbares, estuve meses sin poder andar ni estar sentada ni estar de pie, solamente estaba sin dolor tumbada, me recuperé cuando me intervinieron haciéndome una rizólisis lumbar.

MAR.–Con todo has tenido que ser muy valiente y luchar con ganas. Y supongo que no habrá sido fácil.

MASÉ.–Fácil no ha sido; por eso, cuando llegó la fibromialgia pensé que si otras enfermedades no pudieron conmigo, rendirse no era una opción. Así que, con ayuda externa conseguí asimilar la situación y salir de aquella espiral. Busqué la chispa que completase mi existencia y me encontré con fuegos artificiales que poco a poco pusieron todo en su lugar.

MAR.–Cuando estás en el proceso de cambio, la experiencia te dice que lo que te hace estar y sentirte bien se puede resumir en dos o en tres pilares. Los míos son el conocimiento, el trabajo interno y externo, y este proyecto. ¿Cuáles son los tuyos?

MASÉ.–El autoconocimiento (escuchar mi cuerpo, no traspasar mis límites), el autocuidado diario (desaprender rutinas y hábitos nocivos) y la escritura terapéutica (una herramienta muy útil para expresarme).

MAR.–¿Qué te aporta escribir?

MASÉ.–Cuando estallaron mis fuegos artificiales, descubrí una gran afición, la escritura. Escribir, escribir y escribir, ha sido mi salvación. Gracias a ello soy capaz de engañar al dolor. Cuando estoy enfrascada escribiendo consigo distraerlo, la «fibroniebla» desaparece y mi mente es capaz de jugar con las palabras y crear poesía. Como decía Herman Hesse, «Hacer versos malos depara más felicidad que leer los versos más bellos». Para mí la poesía es como el yoga del alma. Creé un blog https://deseodesarbalap.blogspot.com/ y un perfil de Instagram @mjgb1968, donde suelo publicar lo que escribo para compartir con otras personas; son ideas, sentimientos, historias, poemas…

Mar.—Ahora que lo pienso, llevo tres años sin parar de escribir, primero la web Amuntfibro, después el programa de Mentoring CREA y ahora este libro y quien me conoce dice que el cambio en mí ha sido enorme, en términos positivos y realmente me encuentro muy bien (Risas). ¿Has notado ese cambio desde que empezaste a escribir hasta ahora?

Masé.—Totalmente. Durante años pasé por varias fases, casi todas negativas, me sentía abatida, triste, depresiva. Creía que no podría luchar contra el dolor, que cuando estaba en toda su magnitud era como querer vencer a una tormenta, las rachas de viento no me dejaban avanzar y la lluvia me empapaba violentamente anegando mi camino. Ahora he aprendido a convivir con él, aguardando bajo la tormenta, respirando y esperando a que pase de largo. Veo mi vida desde la esperanza y la positividad. Llevo una vida saludable y digna, sin necesidad de medicación.

Mar.—Bueno, cuando termine este libro, creo que en mucho tiempo no volveré a escribir, porque mi pasión es otra y la escritura es un medio para lograrlo. Pero para ti, escribir sé que es una pasión, algo que te encanta. ¿Cómo empieza o descubres esa pasión?

Masé.—Siempre me gustó escribir. De niña escribía cuentos a mis hermanos, pero me puse más en serio hace tres años cuando me apunté a un curso de iniciación a la escritura literaria. El último empujón me lo dio otro taller de escritura, pero esta vez terapéutica, con la psicóloga Núria Gibert de Paraules (https://www.paraulespsicologia.com/ @nuria_paraules), donde navegué en mi interior, en algunos puertos dejé sufrimientos, miedos e inseguridades, y en otros encontré nuevas formas de gestionar las emociones.

MAR.–Este año por Sant Jordi, el día del libro y la rosa en Cataluña, se ha publicado una antología poética solidaria llamada *Nuestra arma es la poesía* en Amazon, donde has colaborado con dos de tus poemas. ¿Tienes otros proyectos?

También te han publicado un cuento en la revista de filosofía *Valors* de julio-agosto.

MASÉ.–Sí, tengo varios, mi mente está en plena ebullición. Llevo unos meses trabajando en un poemario en catalán, en el que lo estoy dando todo y creo que he reordenado un poco mi mente, es un gran reto para mí ya que normalmente no me expreso en ese idioma. También tengo escrito un cuento infantil, mi pequeño tesoro y del que estoy muy orgullosa, me gustaría encontrar a un ilustrador o ilustradora que me guste, que cuadre con mi historia y que quiera trabajar conmigo, cosa difícil pero no imposible.

MAR.–¿Significa eso que has encontrado tu ikigai?

MASÉ.–Sí, es mi ilusión. Escribir es lo que da sentido a mi vida, mi propósito, donde deseo gastar mis energías, mi modo de reafirmarme.

MAR.–Sabes que el libro va de ofrecer herramientas que ayuden a otras personas a modular el dolor persistente y a manejar la fibromialgia. Imagina que quiero ponerla en práctica y estoy delante de una hoja en blanco. ¿Qué me aconsejas?

MASÉ.–Antes de responder, quiero añadir y aconsejar lo que a mí me ha sido útil, como escribir por la noche las cosas positivas que me han ocurrido en el día, controlar la tensión con los pensamientos, dedicar todo el tiempo que puedas a hacer cosas que te hagan feliz, agradecer…, y en cuanto a qué aconsejo si quieres empezar a escribir y nunca lo has hecho y tienes delante una página en blanco sin saber que poner, te propongo dos ejercicios.

El primero, piensa una palabra, la primera que te venga a la mente y la pones como título, subrayadita de otro color si quieres, y entonces empiezas a escribir todo lo que se te vaya pasando por la cabeza que asocies con esa palabra, sin pensar en las faltas, signos de puntuación ni estructuras de frases, ni si te has desviado de tu palabra inicial, da igual, escribe del tirón, saca todo lo que se te va ocurriendo sin analizar, no importa que no tenga sentido. Luego lo relees y te sorprenderás de los mensajes que tu subconsciente te manda. Esto se llama escritura expresiva.

El segundo, escríbete una carta, una que llevarás siempre encima y que leerás en tus días de lluvia. Dite cosas bonitas, anota tus cualidades, lo que se te da bien, los logros que has conseguido en tu vida. No importa que ahora algunas de esas cosas ya no las puedas hacer o que el dolor te haga sentir que ya no eres quien eras. Tú eres las cosas que has logrado en el pasado y las que lograrás en tu futuro. Pero en tu presente, esa carta, escrita lo más positiva posible, la leerás en tus días negativos y te dará un rayo de luz. Funciona, te lo aseguro.

Verás cómo te animas y te comprarás la libreta más bonita que encuentres para empezar a escribir.

Mar.—Muchas gracias por tus consejos, he tomado nota para ponerlos en práctica y te cuento cómo me ha ido la próxima vez que nos veamos. Bueno, como siempre que quedamos, he pasado una tarde fantástica. Repetimos otro día. ¿Te parece?

Masé.—Cuando quieras Mar, me encanta hablar contigo.

Carmen Ruiz: Descubrí mi propósito de vida

A Carmen la conocí en mayo de 2020. Me envió un correo electrónico en el cual se presentaba y me invitaba a conocer su propuesta: Sin esconder la mirada. Me pareció un trabajo formidable y una mujer valiente, decidida y comprometida con una noble causa que tenía que conocer. Concertamos una videoconferencia y ahí iniciamos una bonita amistad.

Mantenemos el contacto y largas conversaciones, pero recuerdo una en especial en la que le comenté que, para mí, la fatiga, a diferencia del dolor, había sido el síntoma más complejo de manejar. Noté que se sorprendió y me respondió: «¡A mí me ocurre lo contrario!». Nos echamos unas risas y quedamos para hablar de ello otro día.

En esta entrevista, Carmen nos explica qué le ayuda y qué podemos hacer para recuperarnos de la fatiga y mantener nuestra energía.

MAR.–Carmen, gracias por aceptar esta entrevista para los lectores de este libro.

CARMEN.–Es un placer, Mar, y gracias a ti por permitirme participar en tu proyecto.

MAR.–Carmen, somos casi de la misma edad, ahora tienes 54 años, eres madre, esposa, trabajadora, asistes a clases en la universidad, has desarrollado un proyecto humano precioso –que en breve pondrás en marcha–, estás trabajando en tu segundo libro y eres una incansable pintora. Así que mi curiosidad y de lo que me gustaría que ilustraras es cómo puedes hacer tantas cosas con dos enfermedades tan invalidantes como la Fibromialgia y la Fatiga Crónica/ Encefalomielitis Miálgica y si esto es solo alcanzable a unas pocas personas. ¿Empezamos por el principio?

¿Cuándo te diagnosticaron estas enfermedades y en qué momento de tu vida te encontrabas?

CARMEN.–Todo empezó rondando los 40 años, de eso hace ya 14 y en aquel entonces mi mundo se derrumbaba.

En realidad, solo estoy diagnosticada de Encefalomielitis Miálgica o SFC. No tuve paciencia —ni humor—, para esperar los resultados de fibromialgia. Tampoco lo necesitaba. Estaba muy cansada del equipo humano que me atendió. Fueron unos años muy duros. En cuanto la prueba de esfuerzo dio un claro declive en la energía y el examen psicológico evidenció un estado grave de deterioro cognitivo, ya tuve las respuestas de lo que me sucedía. Por fin se acabó para mí la lucha interna por culpa de los que te quieren hacer creer que todo está en tu cabeza. Y padecer fibromialgia, ya entraba dentro del cuadro, y no necesité que se me diagnosticara. Aunque debo confesar que el dolor, en mi caso, es muy eventual. Aparece cuando me he pasado cuatro pueblos y lo sé, y no suelo dejar que suceda, pero cuando sucede es lo que peor llevo, porque no tengo herramientas con las que gestionarlo. A diferencia de la fatiga, que la he convertido en mi secretaria (se ríe).

Mar.—Imagino que los primeros y siguientes años no fueron fáciles. ¿Qué sentías? ¿Cómo imaginabas tu futuro?

Carmen.—Hoy puedo decir que ha sido lo mejor que podía sucederme, pero los dos años siguientes fueron un arduo aprendizaje a otra forma de vida. Tuve que desaprender muchas cosas que creía intocables.

Y ¿mi futuro?, no recuerdo haber pensado en él durante ese periodo. Vivía el día. Lo que sí recuerdo es poner mucha atención a todo lo que sucedía a mi alrededor. Tenía todo el tiempo del mundo para hacerlo.

Mar.—Entonces, ¿qué sucedió para que empezara el cambio de verdad? Me refiero a ese clic que nos despierta de un mal sueño y nos empuja a tomar decisiones que cambian la vida.

Carmen.—Fue un detalle. Atender una conversación. Ya hacía tiempo que me fijaba en los mensajes subliminales que nos envía el universo. Solo pueden verse si se está atento y como te digo yo tenía tiempo. Me había dado cuenta de que la mente atiende plenamente una conversación si no está buscando respuestas continuamente. Si se permite ser solo oyente, sin más. Te das cuenta de la entonación. De los sentimientos que evocan algunas frases. De que no hace falta, muchas veces, añadir nada más. Y eso pasó. Mi hijo hablaba de Florencia con tal emoción que aquella misma noche quedó pactado que nos íbamos a verla.

Y fuimos. Y volví con magia en mis manos, como yo digo. Volví renacida. Con ganas de volver a vivir. Recuperé el carnet de conducir que me habían retirado por la enfermedad y mi vida volvió a comenzar, pero esta vez dirigiendo mis pasos hacia el arte.

Mar.—¿Qué pasó?

Carmen.—Paseando por aquellas calles empedradas sentí como si volviera de un largo exilio. Todo me sonaba, aunque nunca había ido. Y cuando llegué a casa me puse a buscar información del Renacimiento, de Leonardo da Vinci, de Botticelli de Miguel Ángel. Fue una revelación para mí. Volví a sentir que los conocía.

Mar.—¿Qué hiciste?

Carmen.—Lo primero que hice fue recrear al maestro Leonardo. Copié su autorretrato; quería tenerlo conmigo (lo tengo en el salón). El resultado me asombro de tal manera que seguí recreando más rostros. Y de ahí salió mi primer libro editado: *Colección Vidas y sus relatos cortos.* Un homenaje que le hice a Da Vinci en el quinto centenario de su fallecimiento y que firmo como C. J. Ruiz.

Mar.—¿Nos puedes explicar un poco de qué trata?

Carmen.—Por supuesto. He recreado dieciséis retratos anónimos del maestro y les he concedido un nombre propio y unas historias ficticias de ese momento en el que la ágil mano del artista bosquejaba sus expresiones.

MAR.—Y Decidiste explorar tu pasado como si este fuera a darte las respuestas que necesitabas. ¿Las encontraste?

CARMEN.—Sí, pero no hace mucho. Me ha costado ocho años. Siempre he tenido claro que mi misión en esta vida es la de aportar paz. No me preguntes por qué, solo sé que siempre he necesitado de ella. Y al final la he encontrado (casi siempre, soy humana y a veces me meto en alguna guerra). Pero hoy puedo decir que soy feliz. Tengo paz. Y no puedo ofrecer a la humanidad nada mejor que un trocito de mí misma.

MAR.—¿Cómo se llega a la conclusión que la EM/SFC (Encefalomielitis Mialgica / Síndrome de Fatiga Crónica) te ha dado la mayor de las oportunidades? ¿A qué te refieres?

CARMEN.—Si no hubiera tenido que parar por obligación, mi vida seguiría siendo el sin vivir del corre-corre. Quedarme sin energía, postrada en una cama, ha sido la mayor de las oportunidades, porque aprendí a escuchar (entre otras cosas) y gracias a prestar atención viajé a Florencia, de donde volví impregnada de otra manera de vivir.

MAR.—Tú, Masé, yo, aseveramos que hemos encontrado nuestro ikigai, esas cosas por las que vale la pena vivir y lo defines como «esa ocupación que te va a permitir levantarte cada mañana con el deseo de continuar lo que dejaste ayer», siendo la felicidad, la consecuencia de llevarlo a cabo. ¿Cuál es tu ikigai?

CARMEN.— (Se queda pensativa) Nunca me lo había preguntado de esta forma, así directamente. ¿Cuál es mi Ikigai? Siempre digo que mi proyecto NUN es mi ikigai, ayudar a la humanidad recuperando nuestros valores, que es mi propósito de vida, lo que quiero hacer el resto de mi existencia, pero… ¿Cuál es mi ikigai? Creo que lo que me levanta por la mañana es la ilusión de dejar a mis hijos un mundo mejor.

MAR.—Encontrar tu misión o propósito en la vida, ¿ha participado de alguna manera en tu salud y calidad de vida?

¿Qué te aporta?

CARMEN.—Totalmente. He estado perdida, desperdiciando mis horas sin nada concreto hasta que encontré mi propósito existencial. Desde entonces no he dejado de pensar en él, ni un minuto, y eso hace que me despierte cada día con la ilusión de toparme con la llave que abra la puerta que me permita avanzar.

MAR.—¿Recuerdas el día que comentamos qué hacer para mejorar la fatiga? Me explicaste que olvidamos hacer algo obvio cuando queremos mejorar nuestra fatiga. Pero antes, déjame lanzar primero la pregunta a nuestros lectores. ¿Qué haces cuando el cuerpo está exhausto?

CARMEN.—Le ofrezco la calma que me pide.

MAR.—La calma. Disfrutar de momentos de calma es cuidar tu salud: alivia síntomas como el dolor, el estrés, la fatiga, etc., genera sensación de bienestar, de felicidad, de paz y abre la puerta a la creatividad y deja entrever una mar de oportunidades en medio de la adversidad. En la calma puedes ver lo invisible, escuchar lo inaudible y sentir lo imperceptible.

CARMEN.—(Se ríe) Sí, así es. Una forma más poética de definir lo que antes te explicaba. Parar te permite poner atención.

MAR.—¿Dirías que la enfermedad podemos concebirla como un parón en nuestras vidas que te da la posibilidad de descubrirnos a nosotros mismos, darnos cuenta de lo que tenemos, de las cosas bellas que nos rodean, de apreciar los momentos, de descubrir qué nos hace sentir felices?

CARMEN.—La enfermedad es un buen vehículo para ello. Te posiciona entre la vida y la muerte por primera vez. Aunque sea algo leve te hace pensar. Te paraliza y, consecuentemente, te hace valorar lo que has tenido hasta entonces. Y desear seguir teniéndolo o mejorarlo y todo.

Mar.—Lanzaste el libro *Colección Vidas y sus relatos cortos*, luego vino tu primera novela *Cerca Trova* y ahora estás en un ensayo narrativo. ¿qué viene ahora?

Carmen.—*Cerca Trova* es mi primera novela, en realidad, pero todavía es inédita. No la he publicado porque la escribí para mí. Mi historia cuando volví de Florencia contada por Lisa (como la Gioconda). Luego llegó la *Colección Vidas* y les escribí sus relatos cortos. Y ahora, en este momento, estoy en la universidad aprendiendo mucho sobre nuestra evolución como humanos. Es sobre lo que trata la novela corta que estoy escribiendo.

Mar.—¿Dónde podemos saber más de ti, de tus libros y de todas las creaciones artísticas que has realizado hasta ahora?

Carmen.—En mi canal de YouTube: NUNProject.Carmen Ruiz y en mis dos cuentas de Instagram: carmenruiz.nun (artista) y C. J. Ruiz (autora). Mis recreaciones artísticas, mis relatos y la propuesta de mi proyecto NUN. Por cierto, NUN es la catorceava letra del alfabeto griego y significa germen de vida, renacimiento. Exactamente como yo me siento, renacida.

Mar.—Por cierto… ¿qué significado tiene ese J en tu nombre de autora?

Carmen.—Me hace ilusión que me lo preguntes. Como Carmen Ruiz ya existen varias autoras y tuve que pensar en algún nombre original que me diferenciara. Esa J son mis padres: Juan y Josefa. Ellos están siempre ahí, conmigo, en mis libros. La verdad es que me encanta llamarme C. J. Ruiz, queda bien y todo (nos reímos).

Mar.—Para acabar, me gustaría que compartieras una herramienta que pueda ayudar a otras personas a modular el dolor persistente y a manejar la fibromialgia. ¿Qué me aconsejas?

Carmen.—Como especialista en manejar el dolor te dejo a ti, Mar, con esta maravilla de libro que has preparado con tanto cariño para todo aquel y aquella que quiera liberarse de esa carga. Yo solo puedo hablar de cómo combatir la fatiga y no es peleándose con ella. Todo lo contrario, la tenemos que escuchar. Ella nos dice cuándo tenemos que parar. Si no le hacemos caso, estaremos pagando las consecuencias los siguientes días, pero, si lo hacemos, solo será cuestión de horas el volver a estar con la energía cargada. Parar no solo físicamente, sino también mental, porque la agitación mental, el no desconectar agota y eso se traduce en fatiga física. Si descanso, mi cuerpo y mi mente no cesan, no estaré consiguiendo mi objetivo, en lugar de recuperar energías para seguir adelante.

MAR.—Sabio consejo, yo no lo hubiera dicho mejor. Se ha hecho algo tarde. Agradezco el tiempo que me has dedicado, tu aportación y tus consejos.

CARMEN.—A ti Mar. Nos vemos otro día, ha sido un placer.

Bibliografía

Berteaux, J. *Cultura Positiva. El lado bueno de todas tus cosas,* Penguin Random House, Barcelona, 2020.

Butler, D. S., & Moseley, G. L. *Explicando el dolor,* NoiGroup Publications, South Australia, 2003, 2016.

Collado, A., Torres, X., Arias , A., Solé, E., Salom, L., Gómez, E., & Arranz, L. *La fibromialgia. Consejos y tratamientos para el bienestar,* Amat Editorial, Madrid, 2016.

Gallastegui, F. *Remonta tu vuelo. Más allá de la fibromialgia hacia una nueva vida,* Desclée de Brouwer, Bilbao, 2018.

Goldenberg, D. *Fibromialgia. Una guía completa para comprender y aliviar el dolor,* Paidós, Barcelona, 2002.

Kovacs, F., & Moix, J. *Manual del Dolor: Tratamiento cognitivo-conductual del dolor crónico,* Paidós, Barcelona, 2009.

Matos, J. L. *Un curso de emociones,* Ediciones Urano, Madrid, 2020.

Moioli, B. M. *Fibromialgia, el reto se supera,* Desclée de Brouwer, Bilbao, 2013.

Piera, G. *El arte de gestionar el tiempo,* Centro libros PARF, Barcelona, 2016.

Rodríguez, Á. D. *Dominar tu dolor,* Novak Formación (ebook), 2021.

Toledano, M. R., & Toledano, J. R. *En busca del bienestar,* Herder Editorial, Barcelona, 2021.

Glosario

A

Abordaje
    cómo se hace, 32
    con éxito, 34
    desde los pilares clásicos, 31
    responsable, 30
Aceptación, 19, 29, 33, 109, 161
Actividad gratificante, 130, 164, 165
Aerobic, 166
Afirmaciones, 144, 150, 197
    el poder de las, 144, 150
    palabras poderosas, 156
    para crear mi nuevo yo, 145, 153
    para mejorar la autoestima, 155
    que cambian cualidades y hábitos, 152
Alarma
    mecanismo de supervivencia, 39, 109
    sistema de, 51, 52

Alodinia, 58, 59, 68
Alteraciones cognitivas, 47, 66, 72
Autoestima, 72, 81, 85, 86, 126, 130-132, 135, 144, 146, 153, 155, 164

B

Batalla, ver Lucha

C

Cambios fisiológicos, 52, 126, 131
Camina, 122, 123
Camino, 34, 35
Carta de agradecimiento
    de ti a tu cuerpo, 99, 100
    de tu cuerpo a ti, 101, 102
Cerebro, 41, 46-51, 55-57, 61, 82, 84, 110, 111, 150, 171
    se equivoca, 60
Chi kung, ver Qi gong

Afirmaciones
positivas
para todo el año

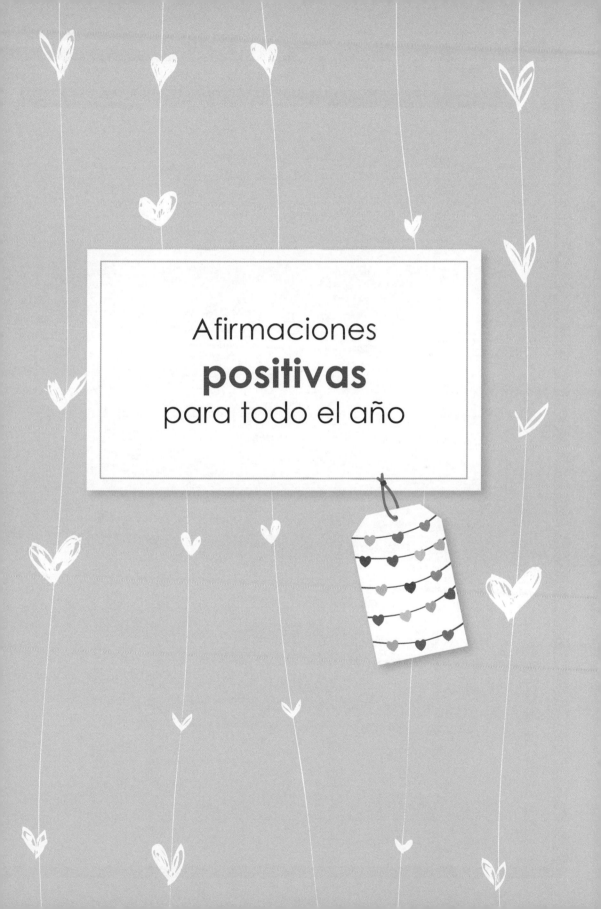

ENERO

1	
2	
3	
4	
5	
6	
7	
8	
9	
10	
11	
12	
13	
14	
15	
16	
17	
18	
19	
20	
21	
22	
23	
24	
25	
26	
27	
28	
29	
30	
31	

FEBRERO

1	
2	
3	
4	
5	
6	
7	
8	
9	
10	
11	
12	
13	
14	
15	
16	
17	
18	
19	
20	
21	
22	
23	
24	
25	
26	
27	
28	

MARZO

1	
2	
3	
4	
5	
6	
7	
8	
9	
10	
11	
12	
13	
14	
15	
16	
17	
18	
19	
20	
21	
22	
23	
24	
25	
26	
27	
28	
29	
30	
31	

ABRIL

1	
2	
3	
4	
5	
6	
7	
8	
9	
10	
11	
12	
13	
14	
15	
16	
17	
18	
19	
20	
21	
22	
23	
24	
25	
26	
27	
28	
29	
30	

MAYO

1	
2	
3	
4	
5	
6	
7	
8	
9	
10	
11	
12	
13	
14	
15	
16	
17	
18	
19	
20	
21	
22	
23	
24	
25	
26	
27	
28	
29	
30	
31	

JUNIO

1	
2	
3	
4	
5	
6	
7	
8	
9	
10	
11	
12	
13	
14	
15	
16	
17	
18	
19	
20	
21	
22	
23	
24	
25	
26	
27	
28	
29	
30	

JULIO

1	
2	
3	
4	
5	
6	
7	
8	
9	
10	
11	
12	
13	
14	
15	
16	
17	
18	
19	
20	
21	
22	
23	
24	
25	
26	
27	
28	
29	
30	
31	

AGOSTO

1	
2	
3	
4	
5	
6	
7	
8	
9	
10	
11	
12	
13	
14	
15	
16	
17	
18	
19	
20	
21	
22	
23	
24	
25	
26	
27	
28	
29	
30	
31	

SEPTIEMBRE

1	
2	
3	
4	
5	
6	
7	
8	
9	
10	
11	
12	
13	
14	
15	
16	
17	
18	
19	
20	
21	
22	
23	
24	
25	
26	
27	
28	
29	
30	

OCTUBRE

1	
2	
3	
4	
5	
6	
7	
8	
9	
10	
11	
12	
13	
14	
15	
16	
17	
18	
19	
20	
21	
22	
23	
24	
25	
26	
27	
28	
29	
30	
31	

NOVIEMBRE

1

2

3

4

5

6

7

8

9

10

11

12

13

14

15

16

17

18

19

20

21

22

23

24

25

26

27

28

29

30

DICIEMBRE

1
2
3
4
5
6
7
8
9
10
11
12
13
14
15
16
17
18
19
20
21
22
23
24
25
26
27
28
29
30
31

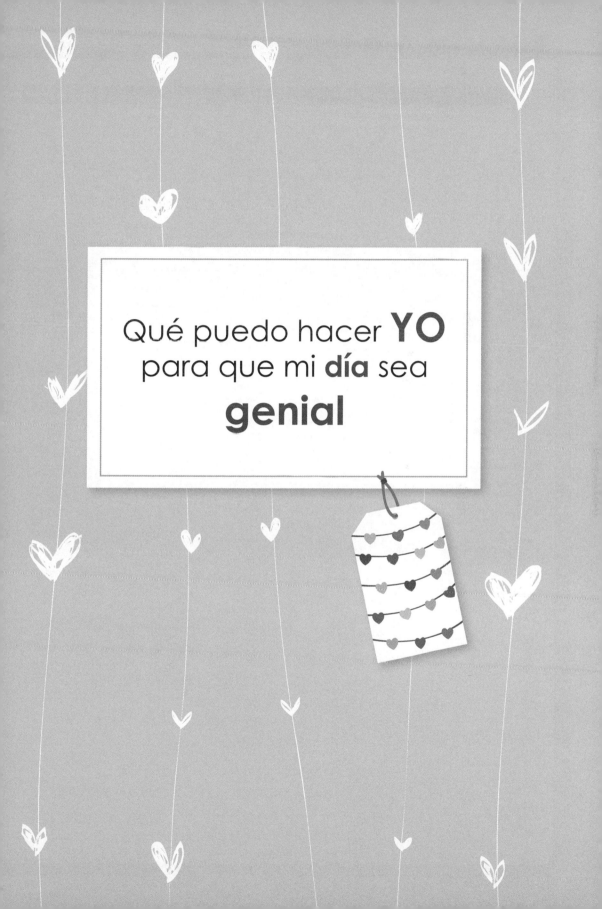

Qué puedo hacer **YO** para que mi **día** sea **genial**

ENERO

1	
2	
3	
4	
5	
6	
7	
8	
9	
10	
11	
12	
13	
14	
15	
16	
17	
18	
19	
20	
21	
22	
23	
24	
25	
26	
27	
28	
29	
30	
31	

FEBRERO

1	
2	
3	
4	
5	
6	
7	
8	
9	
10	
11	
12	
13	
14	
15	
16	
17	
18	
19	
20	
21	
22	
23	
24	
25	
26	
27	
28	

MARZO

1	
2	
3	
4	
5	
6	
7	
8	
9	
10	
11	
12	
13	
14	
15	
16	
17	
18	
19	
20	
21	
22	
23	
24	
25	
26	
27	
28	
29	
30	
31	

ABRIL

1	
2	
3	
4	
5	
6	
7	
8	
9	
10	
11	
12	
13	
14	
15	
16	
17	
18	
19	
20	
21	
22	
23	
24	
25	
26	
27	
28	
29	
30	

MAYO

1	
2	
3	
4	
5	
6	
7	
8	
9	
10	
11	
12	
13	
14	
15	
16	
17	
18	
19	
20	
21	
22	
23	
24	
25	
26	
27	
28	
29	
30	
31	

JUNIO

1	
2	
3	
4	
5	
6	
7	
8	
9	
10	
11	
12	
13	
14	
15	
16	
17	
18	
19	
20	
21	
22	
23	
24	
25	
26	
27	
28	
29	
30	

JULIO

1	
2	
3	
4	
5	
6	
7	
8	
9	
10	
11	
12	
13	
14	
15	
16	
17	
18	
19	
20	
21	
22	
23	
24	
25	
26	
27	
28	
29	
30	
31	

AGOSTO

1	
2	
3	
4	
5	
6	
7	
8	
9	
10	
11	
12	
13	
14	
15	
16	
17	
18	
19	
20	
21	
22	
23	
24	
25	
26	
27	
28	
29	
30	
31	

SEPTIEMBRE

1
2
3
4
5
6
7
8
9
10
11
12
13
14
15
16
17
18
19
20
21
22
23
24
25
26
27
28
29
30

OCTUBRE

1	
2	
3	
4	
5	
6	
7	
8	
9	
10	
11	
12	
13	
14	
15	
16	
17	
18	
19	
20	
21	
22	
23	
24	
25	
26	
27	
28	
29	
30	
31	

NOVIEMBRE

1	
2	
3	
4	
5	
6	
7	
8	
9	
10	
11	
12	
13	
14	
15	
16	
17	
18	
19	
20	
21	
22	
23	
24	
25	
26	
27	
28	
29	
30	

DICIEMBRE

1	
2	
3	
4	
5	
6	
7	
8	
9	
10	
11	
12	
13	
14	
15	
16	
17	
18	
19	
20	
21	
22	
23	
24	
25	
26	
27	
28	
29	
30	
31	